The Healing Code

6 Minutes to Heal the Source of Your Health, Success, or Relationship Issue

療癒密碼

探萬病之源，見證遍布五大洲的自癒療法

亞歷山大·洛伊德 Alexander Loyd 班·強生 Ben Johnson 著｜張琇雲 譯

【各界激賞推薦】

（依來稿順序排列）

臨床過程中，除了調整有形的營養、毒素和結構問題外，針對無形的心靈，我所採的方式正巧是逐步剝除細胞層次所記錄的負面心靈圖片，藉以療癒各類癌瘤、不孕和過敏。本書簡潔地揭露了病痛、壓力的眞正來源和機轉，更提供速捷的方式，刪去這些原本試圖保護生存、到頭來卻造成人們感受各類病苦的元凶。最佳的療癒方式應該是無害、免費、快速見效以增信念、既能自助又可助人者，而療癒密碼正符合這些要件。得此法寶實爲你我之幸，故欣喜推薦之！

——張文韜（正觀身心靈整合診所院長）

《療癒密碼》這本書指出，有九成的健康問題與壓力有關，而壓力的根源又多來自負面的細胞記憶。利用書中介紹的簡單方式，即可改變記憶圖像的負面情緒能量，達到完全的療癒。

從催眠師的角度看這本書，我相信身心靈是一體的，許多身體疾病確實和心理上的情緒與能量有關，而細胞記憶也可以說是潛意識中許多我們不知道的情結。情結是潛意識中和某一事件緊緊相連的情緒能量，這些情結都是在過去的生命經驗中產生的，當我們在生活情境中遇到類似事件時，這些連結的情緒能量就會無意識地爆發出來。例如，出生那天，嬰兒看著媽媽，期待媽媽抱他、餵他，但媽媽那時身體很累，看他一眼轉頭就睡了。這樣一個早已遺忘的經驗或許就會影響這小孩一輩子。成年之後，每當伴侶轉頭就走時，對於被遺棄的莫名恐懼或憤怒情緒可能就會立刻出現。我的工作就是在幫助個案覺察這些過去的創傷，進而改變對這事件的信念，建立新的正面情緒連結。我想這是每個人在生命中都必須經歷的覺察與成長過程。唯有不斷地成長、改變，才能成爲一個眞正自由的人，而療癒密碼就是在幫助人用不同的方式回到平靜自在的狀態。

療癒密碼結合了能量、信仰、靜心等元素，不會有什麼不好的副作用，相信這個簡單的方法可以讓人變得更放鬆、更平靜。

——陳一德（啓發身心靈機構負責人）

經由療癒，我們有機會透過疾病看見上蒼的愛與慈悲！療癒密碼這個方法淺顯易懂且容易執行，符合科學理論與細胞機轉，非常值得追尋健康之道的人好好練習並多加運用。其實，問題從來不是出在方法多難執行，而是我們有多大的意願去持之以恆地練習。願更多的人能得回身心靈的完整健康，並在療癒的過程中學到生命的智慧與無私的愛，然後分享給更多人！

——楊紹民（光流聯合診所院長）

洛伊德博士定義了當今世上的療癒科技，這項科技將改革健康領域，也是康復與保健最簡單的方法。洛伊德博士可說是當代的史懷哲醫師。

——馬克．韓森（《心靈雞湯》作者之一）

錯誤信念讓人無法獲得自己想要的生活與健康，若想改變這些信念，非得有像療癒密碼這樣的方法不可。

——布魯斯．立普頓博士（前史丹佛大學細胞生物學家、《信念的力量》作者）

主流與另類醫學領域所有最新且最棒的科技、療法、技巧、系統、哲學，我幾乎都試過了。若只能選一樣，我會選擇洛伊德博士的方法。我從未發現其他方法也一樣優雅而簡單，深奧又有效，學來輕鬆自如，與生俱來又可隨身攜帶，而且完全不受時間限制。我將這種方法應用在自己、家人和患者身上，這是我所能致上的最崇高敬意。

——麥里爾．肯．蓋雷拉醫學博士（蓋雷拉中心醫學主任）

多年來，除了其他事務之外，我也爲《另類醫學雜誌》執筆。與自然療法有關的事，我瞭若指掌。我不僅試過各種技巧與產品，也親自與發明者和研發者互動，並且徹底研究、測試、訪問患者，確定哪些是千眞萬確、哪些誇大不實。療癒密碼是我迄今發現最簡單、最有效的DIY療癒技巧，它的效果不但持久、快速，而且一定有效，可處理的問題也包羅萬象。換言之，「這眞不是蓋的！」

——克里斯多夫．赫加堤博士（國際知名演說家、暢銷書作者）

療癒密碼是史上與治療有關最偉大的發現。在四十年的廣播生涯中，我見過、也測試過每一種想像得到的療法（其中有十年時間我擔任《科學區》的主持人，這是介紹前衛科學的廣播節目，在全美三十八州播出），而療癒密碼的層次超越我之前見過的任何方法。這是自有醫學以來最偉大的發現，因爲它讓療癒掌握在每個人自己手裡。嘗試療癒密碼的那一瞬間，你的人生便會開始轉變。請試試看，然後目睹奇蹟發生！

——比爾．波席爾斯（科學家，《科學區》主持人）

自印度返國之後，我們透過電話與洛伊德博士連絡。之前飛到俄亥俄州辛辛那提市舉辦研討會時，我們兩人都覺得自己感染了阿米巴痢疾，因此告訴主辦人——麥格倫全球中心的比爾．麥格倫——我們可能沒辦法主持研討會了。比爾立刻幫我們連絡洛伊德博士，讓他教我們如何使用療癒密碼。在研討會之前，我們只剩一天可以休息，但做了療癒密碼幾次之後，隔天我們便感覺好多了。等到研討會開始時，我們感覺棒透了，之後與會者對我們讚不絕口，說那是我們主持過最棒的研討會之一。療癒密碼持續爲我們創造絕妙的結果。它很簡單、不具侵入性、操作簡易又有效。此外，洛伊德博士人格高尚，是個充滿愛心、善解人意的人，我們很慶幸有此榮幸認識他。

——克里斯與珍娜．艾特伍（《熱情測驗》作者）

二〇〇四年，我的腳出現問題，痛得不得了，每走一步，腳踝就會劇烈抽痛。醫生似乎束手無策。有六個月時間，我必須忍受這種慢性疼痛，而且痛苦與日俱增。有人介紹我認識洛伊德博士與療癒密碼，我決定試試他的方法是否有效。我接受心率變異度檢測（一種用來測量中樞神經系統壓力狀態的黃金標準測試），結果顯示我的身體正處於強大的壓力之下，而且神經系統也呈現失衡狀態。我隨即做了一次七分鐘的療癒密碼，然後再接受另一次心率變異度檢測。第二次的測量顯示我的身體不再處於壓力之下，神經系統也恢復平衡。隔天我又做了一次心率變異度檢測，這次的結果顯示，做了那次療癒密碼之後，我的神經系統仍處於平衡狀態。三天後，我的腳痛全部消失了，此後未再復發。從那時起，我注意到自己另外幾個身體方面的問題出現大幅變化，似乎連帶地也讓我的心情變好。療癒密碼操作容易，而我最喜歡的部分是，你不必依靠任何人就可以療癒自己。我知道許多使用療癒密碼的人也得到類似的效果。

——喬．舒格曼（《文案大師》）

擁有這本《療癒密碼》，你就有了扭轉人生的工具，也能用這項工具解除讓你在生活各方面躊躇不前的原因。現在就請你去讀這本書，看看會發生什麼事。

——比爾．麥格倫（麥格倫全球中心總裁）

上帝用許多不同的包裹來包裝送給我們的禮物，而洛伊德即爲其中一份特別的包裹。

我強力推薦療癒密碼。依我之見，這是醫療界的一大突破，而且幾乎能治癒任何問題的根源。療癒密碼對身心健康產生的效果，猶如電腦的發明對商業界造成的影響。如果能敞開心胸接納這本書裡描述的世界，你可能會很驚訝地發現上帝賦予我們所有人的這份天賦。

——賴瑞．納皮爾（亞歷山大．洛伊德的心靈導師）

推薦序

你手上拿的不只是一本書，而是一把鑰匙

——自然醫學博士及暢銷書作家　喬丹・魯賓

亞歷山大・洛伊德博士研發出來的療癒密碼，是一項令人驚喜的發現，能造福所有爲了解決在日常生活中所面臨的挑戰、正在迫切尋找答案的人。

有兩年的時間，我飽受數種不治之症折騰。那段期間，我拜訪了七十位主流與另類醫療領域的專家，絕望地想找到治療方法，最後因著對上帝積極的信心，以及追隨自然健康界的領袖，終於征服了自己的疾病。此後，我便立志改變全球的健康照護環境，一次以改變一人爲目標。我尋尋覓覓，希望找到最有效、最根本的關鍵，以解開人類身、心、靈健康潛力之謎。過程中，我評估了數百種療法，其中多數方法充其量只能做到有利有弊而已。

在尋覓過程中，有朋友介紹我療癒密碼。我必須承認，一開始我難免懷疑。但是當我聽

到、讀到療癒密碼讓許多人的生命改變的驚人見證，也發現這套系統是禱告了十二年之後的結果，不但完全符合《聖經》教義，也具備科學根據。凡此種種都讓我想深入了解。不久之後，我有個機會與亞歷山大．洛伊德博士共處，所有懷疑一掃而空：亞歷山大不僅研發出療癒密碼，本身也是這套系統的活見證。

亞歷山大不僅幫助家人突破生理與情緒困境，對需要幫助的人也深感同情，願意不計代價幫助別人。我認識的人沒有一個能做到這樣。他也是我見過最滿足、最願意付出、心情最平靜的人。我親眼看到他和療癒密碼大幅改善家人及朋友的健康，明顯提升他們的身、心、靈與情緒的狀態。

然而，等到自己碰上重大危機時，我才深刻領悟到療癒密碼的威力有多大。原以為我撐不過去了，但那段期間，我每天都接受亞歷山大的治療，持續了四十天，也毫不懈怠地使用療癒密碼來解決、療癒自己的心病——我甚至不知道自己有其中的許多問題。在治療過程中，我不必大費周章即可消除過往那些痛苦經驗，也能發自內心原諒從前傷害過我的人。我再次體驗到上帝在我的身、心、靈層面創造的奇蹟，因此對於亞歷山大和療癒密碼，我心懷十二萬分的感激。

這本書以療癒密碼系統為基礎，希望讓你了解它之所以有效的精髓所在。《療癒密碼》不只是一本書，現在你手上拿的，是一把能打開上帝在你身上賦予的健康潛力的鑰匙。

運用《療癒密碼》書裡提到的工具，就能做到真正的原諒，摒除錯誤信念，治療導致壓力、失敗，甚至生理疾病的心靈問題。然而，療癒密碼的原理再有效，不使用也是枉然。你必須勤快地操作療癒密碼，並運用書裡的工具，例如心病探測器。我強烈建議你花一些時間，利用第十一、十二章的工具來研發屬於你自己的療癒密碼方案。你會很驚訝地發現，快速且有效的「立即見效抒壓法」竟然只要十秒鐘就能消除壓力與負面情緒，並增強一天的活力，不過你必須在有需要時就使用才會有效！

大家現在常常聽到許多關於健康醫療改革的事。倘若使用《療癒密碼》書中提到的強效工具，你將見到自己的健康與人生由內而外徹底改造。

我從亞歷山大・洛伊德博士身上得到的啓示與智慧，令我受益匪淺。現在換你帶著《療癒密碼》，一同踏上追求理想健康狀態的旅程。

c o n t e n t s

c o n t e n t s

作者序
改變人生的療癒密碼

你最想在生活中得到什麼?相親相愛的人際關係?解決健康問題?平靜的心情?某方面的成就感(你一直覺得自己在這方面的能力很強,結果卻總是不如人意)?可用一千種不同方式衡量的滿足感?究竟該如何獲得讓自己在夜裡興奮得睡不著,或是讓自己心跳加速的某樣「東西」——無論那東西是什麼?

我(亞歷山大)(注①)想和你分享的,是一種在生活中得到這些事物的方法,這個方法是上帝在二〇〇一年送我的禮物。

時間回到二〇〇一年,當時我才是那個想要上述一切事物的人。在那之前的十二年,我的生活充滿悲傷、沮喪、挫折、無助,設定的目標也總是受挫。在那漫長的十二年間,無法擺脫困境的無力感讓我和家人深感痛苦、煩悶。每次情況看似稍有轉機,卻又陷入絕境,而絕望就是我們那幾年生活的寫照。

問題到底出在哪裡？一九八六年，我和崔西結了婚，並且相信我們從此將「過著幸福快樂的生活」。然而結婚不到半年，崔西變得情緒極不穩定（連帽子掉了都會讓她號啕大哭）、飲食失調（狂吃巧克力脆片餅乾），還經常把自己鎖在臥室裡，讓我非常擔心。之前崔西未曾出現這種狀況，而她似乎也搞不懂自己為什麼會這麼難過。不久之後，我們便發現崔西其實罹患了憂鬱症，而且可能已經憂鬱了大半生。事實上，憂鬱和焦慮就像除草機掃過雜草般在她的家族肆虐，過去三十年左右，她就有幾位家人相繼自殺。

憂鬱症全面摧毀我的家庭

我們什麼都試過了：諮商、心理治療、維他命、礦物質、草藥、禱告、另類情緒釋放技巧……能做的都做了！而崔西在那幾年讀的心理學、自我成長和心靈類書籍簡直多到可以開圖書館。我不知道在想方設法的那十二年間，我們究竟花了多少錢（最後一次結算的總金額是數萬美元）。在我們試過的方法中，有些很不錯，因此沿用至今，有些則頗有幫助，但崔西始終擺脫不了憂鬱的情緒。

原以為抗憂鬱藥物可以解決問題。我仍清楚記得有天深夜，崔西的尖叫聲把我吵醒了。打開燈一看，赫然發現她正坐在血泊中，身上、睡袍上都是血，床單上也是。崔西邊哭邊尖叫，我趕緊拿起電話撥一一九，以爲她內出血，心想不知她熬不熬得過這一關；如果熬不過，我該如何獨力扶養六歲大的兒子？正當這樣想的時候，我突然弄清楚到底是怎麼一回事了：原來崔西睡著時不斷用指甲抓大腿，把大腿抓得皮開肉綻，血才會流得床單上到處都是。抗憂鬱藥有許多副作用，但這次最嚴重。

憂鬱症本身的症狀就更糟糕了。有一次，崔西正在讀某本書，書後面附有憂鬱症自我檢視量表，她回答完問題之後，得到的結果是重度憂鬱。我一題一題看，想知道她怎麼回答那些問題。有一題是這樣問的：「是否大多數時候都想死？」我看到崔西回答「是」，眞的好震驚。她告訴我她太懦弱了，連付諸行動都不敢，但她常覺得如果車開著開著就去撞水泥堤防，就這樣終結一切痛苦，不知有多好。

憂鬱症全面摧毀了我們的家庭和生活，很多時候，我們的壓力大到快崩潰了。結婚三年後，我和崔西都很想逃，而阻止我們這麼做的唯一原因，是相信上帝心中自有盤算。

我唯一從未失去的，就是希望。也正是這份希望，讓我雖然痛苦掙扎，仍想盡辦法幫助崔西。在摸索過程中，我拿到兩個博士學位，參加了無數的研討會與工作坊，讀過上百本探討如何處理這個問題的書籍，卻依然找不到想要的答案。有學到什麼嗎？絕對有。變得更成熟嗎？肯定是。相信自己一定找得到答案嗎？從未懷疑。

然後，奇蹟發生了。那次奇蹟大約持續了三小時，雖然周遭都是人，我卻覺得地球上彷彿只剩我一人……

我看見了根除生命中所有問題的療癒藍圖

當時，我到洛杉磯參加一場另類心理學療法的研討會，正在機場等候搭機返家，結果手機鈴響了。我接起電話，一聽到「嗨」的聲音，頓時背脊發冷。是崔西打來的，她那時陷入嚴重憂鬱狀態，哭著說我們的兒子哈利（當時六歲）不明白她這樣是因爲生病。如果我在家，就可以用一些我知道的技巧消除她的症狀，但當時遠在將近五千公里外的我卻鞭長莫及。我只好陪著崔西聊天，和她一起禱告，直到空服員要求我關機。然後，我開始做一件過去十二年來天天都在做的事：爲崔西禱告。

接下來發生的事，就是我寫這本書的原因。我所能想到最好的形容方式是：上帝將我們現在稱爲「療癒密碼」的程式下載到我的心裡和腦子裡（注②）。

別誤會，當時那架飛機的窗外並沒有天使飛舞，機身未被濃霧或薄霧籠罩，我也沒聽見仙樂飄揚。然而，當時我經歷的，是一種前所未有的體驗，我知道那就是我日夜禱告了十二年的回應。我在心眼裡看見這個答案，就像我之前也曾在心眼裡看見許多其他的想法，但這次不一樣。如果你曾經想到某件事，然後忍不住說：「這點子眞棒！」你就會知道我在說什麼。當時的經驗就是如此，只不過這次感覺像是**別人**的妙點子被植入我腦中，我腦子裡出現這個想法，卻不是我自己想出來的。我正在「讀」一份之前從未學過的療癒系統藍圖，得到的驚人發現是：人體內有一種生理機制能療癒「錯誤信念」這個心靈問題。上帝讓我看見的這套系統解釋了如何透過簡單的手部動作，來消除生命中所有問題眞正的根源。我振筆疾書，寫了又寫，一直寫到手抽筋，忍不住大喊（我記得自己眞的叫得很大聲，因爲我還尷尬地左右張望，擔心被別人聽到）：「上帝，祢要不就慢下來，要不就稍做提示。我沒辦法寫這麼快！」

回家之後，我便依照上帝指示的藍圖操作，消除了掌控我的生活十幾年的問題——四十五分鐘之內，崔西的憂鬱症狀便消失無蹤；而在我寫這件事情的當下，已經過了八年多，這期間崔西一顆抗憂鬱藥也沒吃，每天心情都很好。剛開始的四十五分鐘過後，崔西的憂鬱症確實有復發，但連續三週每天做「療癒密碼」之後，她的憂鬱症便永遠消失了。這麼多年來，我們受盡折磨，費力地尋找能讓生活恢復正常、平靜的方法（什麼方法都可以），我實在找不到適當的言語來描述這件事爲我、崔西和我們的兒子（現在我們有兩個兒子了）帶來多大的喜悅、讓我們多激動。事實上，崔西已經在二〇〇六年正式改名爲「希望」。歷經多年飽受憂鬱症折騰的絕望歲月之後，她已經脫胎換骨。現在的她是「希望」。

在扭轉命運的那一夜，我發現了之後名爲「療癒密碼」的方法。而在隔週的週一早上，我懷著同樣激動的心情前往我的診所，打算用這個新方法治療數十位病人，這些人的生活可以用我曾經用在自己身上的詞彙來形容：許多痛苦、許多挫折、許多心痛、許多尋求答案的人。而和病人分享療癒密碼之後發生的事，果然不出我所料：憂鬱症痊癒了，焦慮被平靜取代，人際關係問題逐漸消失；在大多數的個案裡，連較爲嚴重的心理與情緒問題也似乎不出所料地被治癒了，甚至是在很短的時間之內發生。

療癒範圍從心理擴大到生理

沒想到，六週之後居然發生了一件讓我意想不到的事。有位我很在乎的病人要求和我私下聊幾分鐘，她臉上帶著我從未見過的困惑表情，對我說她不記得告訴過我她罹患了多發性硬化症。很遺憾地，我必須承認當時我立刻想到念博士班時探討倫理與法律問題的心理學課程，然後開始擔心起她打算拿這件事告我。我又尷尬又緊張地翻閱她的檔案，對她說我想不起來她告訴過我這件事，不過可以查一查。語畢我才突然領悟到，這根本不是她問我這個問題的原因。

我心中湧現一股愛與憐憫的情緒，於是闔上檔案夾，將它放在一旁，然後直視她的眼睛說：「我也不記得了。你爲什麼要問呢？」突然間，她哭了起來，而且幾乎一發不可收拾。冷靜下來之後，她開始說起她剛從醫院回來，得知自己的多發性硬化症已經痊癒了。當時的情境令我深受感動，於是也跟著哭了起來，然後淚水化爲笑語，兩人便一起開懷大笑。我對她說：「請告訴我你是如何辦到的。如果其他病人也有同樣的症狀，我就能告訴他們該怎麼做了。太棒了！我眞替你感到高興。」

接著就是那件讓我意想不到的事了：她說這全歸功於過去六週我要她做的療癒密碼。肯定是這樣沒錯，因爲那段期間她只做了這件不一樣的事。

我原本以爲這是特例，是絕無僅有的一次異常反應，直到幾週後，我聽到一則類似的故事，這次與癌症有關。不久之後又聽到糖尿病的故事，然後是偏頭痛、帕金森氏症早期症狀……故事接二連三發生。

我終於領悟到，那天在將近一萬公尺的高空中接收到的訊息，遠超過我期望或祈求的。我知道這可能會爲全球的健康照護領域帶來重大影響，但我也明白不會有人只聽我片面之詞就深信不疑。事實上，多數人甚至根本不相信這些精采的療癒故事，因爲聽起來實在太荒唐、太古怪、太聳動了。我們每天都被一大堆「聳動」的方法轟炸，然而一旦把它們應用在生活和事件中，結果卻叫人失望。

證據顯示，療癒密碼眞的有驚人療效

爲了讓世人了解療癒密碼，我的理智與我的心必須先相信兩件事。一是療癒密碼並不違背我的心靈信仰。所以我花了兩、三週的時間禱告，找牧師和心靈導師討論，並且查閱《聖經》，想了解療癒密碼是否與《聖經》的說法一致。最後我確定，比起其他傳統療法或另類療法，療癒密碼其實更符合《聖經》的精神。它治療的正是《聖經》強調的部分，而且是根據上帝創造宇宙與人體的方式運作。

我必須確定的第二件事，則是療癒密碼經得起科學或醫學驗證。我非這麼做不可，因爲我愈來愈清楚，如果療癒密碼和我想的一樣好，爲了將它公諸於世，我必須徹底改變自己的生活——也就是說，基本上我得結束診所的業務。雖然我見到療癒密碼在崔西和我的病人身上展現了驚人的療效，但我的理智必須相信它眞的和表面上看到的一樣好。我需要證據。

接下來的一年半，我開始想辦法向自己證明：療癒密碼確實勝過現有的任何療法。我的驗證方式是利用「心率變異度」（Heart Rate Variability）檢測，這是測量自律神經系統壓力的黃金標準檢測方法。我充分地研究過，知道任何想像得到的問題幾乎都能追溯至壓力，所以我相信，如果療癒密碼眞的能以它特有的方式治癒各式各樣的病症，就必須能夠消除人體的壓力，因爲在多數情況中，生理問題之所以被療癒，往往並非頭痛醫頭、腳痛醫腳。事實上，療癒密碼在過去、現在和未來，處理的都是心的問題。

進行了一年半的心率變異度檢測之後，得到的結果遠超乎我的期望。有位醫生告訴我，這樣的結果在醫學史上前所未有。我得到什麼樣的結果呢？說穿了不過是療癒密碼可以消除失衡的自律神經系統中的大部分壓力，使自律神經系統在二十分鐘之內恢復平衡，而且過了二十四小時後再次進行檢測，有百分之七十七的人仍能維持平衡狀態。羅傑．卡拉漢博士在其著作《終結創傷夢魘》（*Stop the Nightmares of Trauma*）中研究了近三十年來可取得的文獻資料，結果顯示：若想自體內排除如此大量的壓力，無論採用何種療法，至少都需六週才能做到。基本上，如果把所有的線索連起來就會發現，療癒密碼在二十分鐘之內從體內消除的，似乎是我們絕大多數問題的根源。

雖然我進行的檢測所得的結果並非來自臨床研究或雙盲研究，卻足以讓能接受新觀念的人知道，他們的問題是有希望解決的。我知道自己已經找到了一直在尋覓的方法，而且是許多人認爲不可能的方法，它能根治問題，而不單是治療症狀，且療效也能持久。我要的證據已經找到了，這樣的證據足以使我結束診所業務，在自家地下室創辦療癒密碼機構，沒打廣告，經費也很拮据。我覺得現在我有責任幫助其他正在遭受煎熬的人，他們的處境就像我和崔西十二年來所經歷的一樣。要把上帝在二〇〇一年五月送給我的這份禮物轉送給你，我的激動心情難以言喻。全世界已有許多人如此療癒了自己的生命，現在你也可以。

班．強生的故事

我（班）也心有戚戚焉。事實上，我之所以願意加入，協助讓更多人了解療癒密碼，原因之一是我自己體驗到了驚人的療效，後來也看到我的病人使用這個方法的經驗。以下是我的親身經歷。

一九九六年，我可說是「過著美好的生活」：診所經營得有聲有色，患者都是難得的好病人，不動產副業也很成功；我非常享受家庭生活，也有許多時間打獵、釣魚、滑雪。活著眞是太愜意了！

那段時間，我父親接受了心臟三重繞道手術，之後由於大腿動脈阻塞，必須將頸動脈清乾淨。他問了我一些關於非正統療法的問題，這些療法並未獲得美國食品藥物管理局認證。採用這些療法之後，他逐漸康復，動脈阻塞也清除乾淨了，於是我開始對非正統療法產生興趣。我愈是了解草藥、營養補充品，以及食品藥物管理局認可藥品的核准適應症外使用情形，就愈明白我只是在治療症狀，而不是將患者從罹病狀態調整爲健康狀態。

我對藥物的幻想開始破滅，也領悟到藥物無數的副作用。世界上有這麼多有效的療法，但在我接受正規醫學教育時，卻沒人告訴過我。我知道自己必須更了解這些療法，冒險於焉展開。

我開始大量涉獵我找得到的關於藥草、營養補充品、順勢療法，以及其他另類療法的資訊，感覺好像重讀醫學院一樣！最後我決定，這世界上的資訊這麼多，我需要正規的訓練，於是重返校園，取得自然療法醫學學位。

從此，我開始結合可行的傳統醫療方式與適當的另類療法，爲我的病人安排最有效的治療計畫，努力用這兩個領域中最棒的療法來照顧病人。這樣做讓我成功治癒了慢性退化性疾病，包括癌症（後來我選擇專攻癌症治療），而且效果比我之前只採用傳統醫療方式更好。不過，儘管治癒率大幅提升，我還是跟其他醫生一樣，碰上了無論採用何種療法都不見改善的病人。就是這些病人促使我不斷尋找一種對任何人、任何情況都會有效的療法。

我面臨的最大障礙之一，就是病患的情緒/心靈問題，他們必須克服這些問題才能痊癒。我真的看過有病人在癌症痊癒的隔天便與世長辭，因爲他們沒辦法克服憤怒、恐懼、無法原諒、沒人愛等感覺，或是生命中的其他問題。爲了幫助病人更有效地處理自己尚未解決的情緒／心靈問題，我研究過許多療法，包括傳統諮商、思維場療法、情緒釋放技巧、接觸療法、經絡穴位情緒療法、量子療癒技巧，以及其他許多療法，也接受過訓練。有些療法效果有限，有些的效果則優於其他療法，但沒有一種完備到適用於所有人。

事實上，我們很少接觸眞正的新療法，尤其是可能會改變目前所知的醫學界的療法。想想看，沒有百憂解、立普妥、胰島素或降血壓藥的世界，會是什麼樣子？當這樣的世界正好在我們需要時出現，可能就是一件驚天動地的大事。我那個時候還不知道，但當時我正在尋找的新療法，就是亞歷山大・洛伊德博士研發的療癒密碼（注③）。我很高興現在能和他一起推廣這個方法。

我的癌症診所採用非常先進的做法。我們會檢視各種癌症成因，試著爲每位病患設計特殊的療法。我相信癌症成因綜合了重金屬、病毒、細胞缺氧、代謝性酸中毒，以及情緒／心靈等方面的問題。前幾種問題雖然不容易處理，至少在一定時間內皆可見到效果，而情緒／心靈問題卻一直是妨礙病人康復的大石頭。在行醫生涯中，找到這個問題的解決方法便成爲對我來說重要性與日俱增的目標。

漸凍人症帶我走向療癒密碼

在爲病人尋找療法時，我自己也開始出現一些生理狀況，主要是疲倦和肌肉震顫（肌肉纖維不由自主地收縮或痙攣）。一開始我試著忽略這些症狀，以爲是一九九六年脊椎受傷的後遺症，便置之不理，然而狀況卻日益惡化。我的小腿肌肉會抖個不停，同時背部或上臂肌肉也會出現痙攣情形，肉眼即可看到這些肌肉在我的皮膚底下跳上跳下的。此外，我也變得非常疲倦，即使只爬幾階樓梯都會氣喘吁吁，講話也愈來愈有氣無力。我決定該去看看我的骨科醫生朋友了。檢查之後，他勉爲其難地告訴我，我得了運動神經元退化症，俗稱漸凍人症。我可不想聽到這樣的診斷結果，因此立刻找另一位醫生友人尋求第二意見，結果得到相同的答案。

我回家鑽研醫學書籍，發現了殘酷的事實：百分之八十的漸凍人症患者會在症狀出現後的五年內死於併發症，而我的症狀已經出現至少一年了！依照相關統計數據的說法，我只剩一到四年可活了。我許多癌症病人的診斷結果還比這個好。

確診之後不久，我參加了一場研討會，會中聽見洛伊德博士談到他的新方法：療癒密碼。他提到當他開始爲病人進行心理諮商、且他們的情緒逐漸療癒時，這些病人的身體也開始康復。這一點讓我非常感興趣。洛伊德博士又說這完全出乎他意料之外，但已經證實是眞的，因爲他見到愈來愈多患者的身體恢復健康。既然剛被診斷出罹患漸凍人症，我於是加倍努力研究洛伊德博士的新發現。

對我來說，理念基礎很重要，因爲如果理念有瑕疵，成果就會出現缺陷。後面的章節會提供更深入的解釋，在此先簡單說明一下，療癒密碼這個方法的基礎概念之一是：所有的記憶都被儲存爲圖像，而有些圖像與眞相不符或其中存在著謊言，如果這些圖像在未修正的情況下繼續留在記憶裡，終將導致情緒和生理疾病，或者其中之一。我可以接受記憶被儲存爲圖像的概念，因爲大腦的運作非常類似超級電腦。至於有些圖像與眞相不符或其中存在著謊言，這個觀念對我來說雖然有些新奇，卻也言之成理，因爲自佛洛伊德以來，衆人皆云如果一個人的能量在生命早期受到阻礙，日後會沒有能力處理人生中碰到的問題。療癒密碼的新奇之處在於「這些事件（這些圖像）可能並非眞實」的概念。例如，如果有人覺得自己沒人愛，他或她就眞的不值得別人愛嗎？當然不是！如果覺得無法勝任某項工作，是否就表示自己的身心狀態眞的無法執行這件事？也許不是，我們很可能只是認爲自己做不到罷了。所以，我也可以接受自己相信的事與眞相不符這個概念。但這又是怎麼演變成疾病的呢？

我試著把這個觀念比喻成我能理解的電腦模型。上帝造人之初便在人體內設定了某些程式，其中一個是「自我療癒」程式。如果我們相信的不是眞相，自我療癒程式的檔案就會受損，導致程式運作的速度變慢，最後完全當掉。假如可以想出修復這些檔案的辦法，我們與生俱來、由上帝設計的自癒能力就恢復了！這在電腦模型中是符合邏輯的，在人體模型中也可行。

不過，該如何移除不正確的資料，讓正確的取而代之呢？我認為這就是物理學問題了，因為萬事萬物，包括數位資訊，最後都會以其最大公約數存在，也就是能量，且帶著相對應的振動頻率。而任何頻率都可能被改變，只要知道該怎麼做。

我終於找到了尋覓多年的療法

現在我覺得自己可以接受療癒密碼的科學與理念，該是放手一搏的時候了，於是去參加了一場教學研習。那次的課上得很好，我學到一些療癒密碼指導員所使用的簡單技巧，也決定購買洛伊德博士的一小時療程，來處理我自己的問題。

我希望立刻處理兩件事。首先是最近確診的漸凍人症，另外，我還有長期失眠的問題，而且嚴重到過去幾十年來沒吃助眠劑就無法入睡。我拿到治療失眠的密碼，一天做三次。第一天晚上只做了一個密碼就一夜好眠；接下來的五週，我一顆助眠劑也沒吃。我不能說之後我再也沒服用過助眠劑，因為我經常旅行，有時會認床，有些噪音也會妨礙我入睡。儘管如此，我已經很少使用助眠劑，睡眠模式也大幅改善。

至於肌肉震顫、疲勞，以及其他漸凍人症狀，則是完全消失了。做療癒密碼短短三個月後，我又回去找第一次為我診斷病情的醫生，他做了漸凍人症檢查（肌電圖），發現這個病百分之百消失了；二〇〇四年三月以後，我完全沒有漸凍人症狀了——為免有些人不了解，在此告訴各位：漸凍人症可是不治之症啊。

親身體驗到療癒密碼的效果之後，我決定完整學習這套系統，並以之訓練我癌症診所的職員，讓病人也能從這麼棒的系統中獲益。根據我和診所職員見到的結果，我知道自己已經找到了尋覓多年的療法。我不知道有哪個方法可以如此有效且徹底地處理、療癒情緒和生理方面的問題。

人類即將進入下一個演化階段，各領域的知識量正以累進的速度增加，醫學界也不例外。我一向認爲人類早已準備好邁入另一個不同層次的治療典範。

本書第二章會概述醫學史與療癒方式的演進，屆時你將明白我爲什麼認爲療癒密碼已經大膽跳躍至治療典範的下一個階段。療癒密碼不帶神祕主義色彩（許多非正統療法通常圍繞著神祕的氣氛），而且有哲學與科學根據，更別提它是眞的有效！我就是活生生的證明。

在往下進行之前，我最後再說說療癒密碼具有科學根據這件事。檢驗方法無論多完備，還是有人批評。通常他們會提出每一種檢驗共有的潛在問題：檢驗結果可能是因爲安慰劑效應（也就是說，這全是你自己想出來的）。所以，如果有哪位保守的科學家想要說：「這尙未證實。」他的確可以這麼說。我有個從事自然健康領域方面工作的好友就遇過這種狀況。他有一項很棒的產品分別通過了十六所大學的檢驗，而你應該猜想得到，他的成功讓競爭對手看了眼紅。通常當你查明是誰在暗中搞鬼時，會發現對方早有意圖，而且往往跟研究本身完全無關。在針對療癒密碼進行一年半的檢驗之後，我們得到出乎意料的好結果，其中一件事算「錦上添花」，可以用來回應所謂「安慰劑效應」的質疑——在所有的檢測結果中，最迅速、最戲劇化的療癒都發生在動物和嬰兒身上。重點來了：**醫生不可能開安慰劑給動物和嬰兒！**因此我們所看到的治療結果絕對不可能來自安慰劑效應，一定是確實從根源療癒了。有些世界一流的科學家和醫生勇氣十足、思想開放，願意支持、認可療癒密碼，我們非常感激。雖然因此遭受同業批評，他們卻仍然願意勇敢地前往這項研究和治療結果所指示的方向，即使這個方向跳脫了傳統科學的框架。太棒了！

①除非另外說明，否則書中出現的第一人稱指的都是亞歷山大．洛伊德。

②我認為我的宗教信仰是促成我發現療癒密碼的主要原因，但我們並不想把自己的信仰強加在任何讀者身上。我們的經驗是，無論信仰、年齡、性別、國籍、種族為何，療癒密碼都會有效。就像要裝三號電池才能運轉的裝置一樣，只要是三號電池，什麼品牌都可以。

③本書所說的療癒密碼，是以亞歷山大．洛伊德在二〇〇一年發現的療癒密碼系統為基礎。此外，書裡提到的「萬用療癒密碼」是其後歷時多年測試所得的結果，受測對象包括來自美國五十州和全球一百四十多個國家的使用者。我們發現，「萬用療癒密碼」可說是不分對象、不分事件，一律有效。

前言
影響你我一生的三樣東西

這個章節算是整個療癒密碼系統的「導言」，了解這一章等於掌握了一切，所以請千萬不要跳過去！

現在，我們要提供你三樣東西。我們相信，只要是與你的人生、健康、富足有關的事，這三樣東西都會造成天壤之別。

第一樣東西：地球上有某個東西幾乎能療癒生命中的任何問題。

第二樣東西：地球上有某個東西會關閉第一樣東西。

第三樣東西：地球上有某個東西能再次啓動第一樣東西。

第一樣東西：人體的免疫與療癒系統

地球上有某個東西幾乎能療癒生命中的任何問題。

那個東西是什麼？是人體的免疫與療癒系統。

每個人體內都有個超凡絕妙的療癒系統，能治癒任何可能罹患的生理或非生理問題。這個系統叫作免疫系統。人的身體之中天生就有一個自我療癒程式，能在任何問題成形之前就先行修復；縱使眞的發展成問題，也沒關係，這個程式能在問題顯現之際立刻解決。

前陣子，我的電腦運作不太正常。我不是個電腦高手，在用盡所知的一切方法之後，依然無法解決，這讓我十分沮喪，於是打電話給一位電腦神童好友。在問我幾個簡單的問題之後，他胸有成竹地說，我的硬碟需要重組。我從沒聽過這種事，卻很興奮地發現這很簡單，只要按幾個按鍵就搞定了。這麼做之後，我的電腦運作順暢，簡直跟新的沒兩樣。我很訝異電腦裡頭有這麼棒的功能，而我居然不曉得。

和電腦的「磁碟重組」程式一樣，人體的免疫系統能療癒你可能罹患的任何問題，而且速度、效率驚人。我（班）可以告訴你，如果你問世界上任何一位醫療專業人士：「有沒有哪種疾病或病痛是功能健全的免疫系統無法治癒的？」答案都會是：「沒有。」（如果他們據實以告的話。）事實上，許多專家相信（我也有同感），任何人的任何健康問題之所以能痊癒，都是因為免疫系統。

你或許正在想：「但這一點要如何應用在讓我過得很痛苦的人際關係、財務、事業或其他與身體無關的事情上呢？」你將在這本書裡讀到（尤其是祕密三，但現在不要偷看），有幾間全美評價最高、最棒的醫學院已經發現，疾病與病痛的源頭也是生命中其他問題的根源。此外，我們相信，也將證明給你看，我們眞的發現了人體療癒系統的一部分，而且是大家之前從來不知道的那個部分。我們相信，這個新的療癒機制及啓動此機制的方法，可能就是得以解決生命難題的「某個東西」。

假如你是個理性又聰明的人，而且已經想這件事想很久了，心裡可能會浮現這樣的疑問：「倘若這個療癒系統眞能治好各種疑難雜症，而且早已存在我體內，那我爲什麼還會有這些問題？爲什麼這個系統沒有療癒這些問題，或是防止它們發生呢？」

很高興你這麼問，因爲這會帶領我們前往第二樣東西。

第二樣東西：壓力

地球上有某個東西會關閉第一樣東西。

那麼，這個東西是什麼？答案是壓力（但可能不是你所想的那種壓力）。

如果人體的免疫與療癒系統能解決任何問題，那麼關閉這些系統的東西一定就是所有疾病與病痛的成因。沒錯，備受尊崇的細胞生物學家、史丹佛大學醫學院的布魯斯·立普頓博士在一九九八年發表的一份研究報告指出，至少有百分之九十五的疾病與病痛是由壓力引起的，其餘百分之五則與基因有關，而且——你應該已經猜到了——是壓力導致某位祖先生了病，然後將這個基因遺傳下來。連美國的疾病管制中心都說，百分之九十的疾病與病痛，跟壓力脫離不了關係，而幾乎任何你叫得出名號的權威消息來源都贊同這種說法，包括哈佛、耶魯、范德堡大學醫學院、梅約醫學中心等等。

尤其值得注意的是，哈佛大學醫學院在他們的網站上說：「長期處於強大壓力之下，將造成所謂『慢性壓力』的問題，可能導致心臟病、中風，或是誘發癌症與慢性呼吸道疾病。身體上的病痛其實只是冰山一角，因爲壓力也會影響情緒，破壞從生活中或所愛的人身上感受到的喜悅。」

換句話說，無論什麼問題都可能源自壓力。至今我們仍無法確定該如何處理這件事，因爲對這個人、這種問題有效的方法，卻不見得能解決另一個人的另一種問題。數十年來，我們只能這樣束手無策，眞叫人痛苦。如果希望根治疾病與病痛，勢必要找到可以消除壓力的方法，而且這個方法必須保證有效，效果也要持久。

哈佛大學醫學院的報告指出，疾病只是壓力的表現形式之一。如果也想治癒其他問題，例如人際關係問題或影響成功的表現問題，勢必得從根源著手。而我們將證明給你看，壓力也是這些問題的根源。這一點可由下列事實得到印證：消除壓力源之後，人際關係會改善，收入將蒸蒸日上，而滿足感也會大幅提升。

重要的是，你必須知道我們正在談論的這種會造成疾病和病痛的壓力，並不是由你希望自己可以改變的環境所造成的。這是一種深植在體內的壓力，與當前的環境毫無關係——事實上，消除讓人感受到壓力的事物以改變目前所處的環境，對這種會關閉免疫系統的壓力可能沒什麼影響。我們的研究顯示，在接受壓力檢測之前說自己並不覺得有壓力的人，檢測之後卻發現，其中有百分之九十以上其實正處於生理壓力之下。上述那些醫學院的許多研究結果也有異曲同工之妙：甲的壓力不見得是乙的壓力，端視每個人的「內在程式」而定。

該提出的問題

這表示每當面臨自己似乎無法解決的問題時，首先該問的是：「什麼樣的壓力在妨礙我的免疫系統解決這個問題？我又該如何消除這種壓力？」問題是，你可能根本找不到這種壓力，也可能根本不知道自己有這種壓力。就算眞的被你找到了，它也可能受到保護，完全無法消除（之後會有更詳細的說明）。

這個問題不是努力就能解決的。無論表現如何、無論是不是個好人，大家都會有這種壓力。所以請放輕鬆，原諒自己，你不必事事表現完美。你要找的東西已經在我們手上了，那就是……

第三樣東西：療癒心病

地球上有某個東西能再次啓動第一樣東西。

這東西是什麼？療癒心病（心靈問題）！

讓我們很快地複習一下。當人體的免疫與療癒系統運作正常時，幾乎能解決任何問題，這也是此兩大系統被設計出來的目的。然而，有一種壓力卻會關閉免疫與療癒系統，或者至少將它們調低到讓人出現健康或其他方面的問題。

而療癒密碼能再次啓動免疫與療癒系統，因爲它可以治癒「心靈問題」。我們怎麼知道療癒密碼能再度啓動這些系統？因爲當我們使用一種完全不受安慰劑效應影響的黃金標準檢測方法時，得到了在醫學界史無前例的結果。

檢測結果究竟如何？當體內的療癒密碼系統啓動時，生理壓力就消失了——可能完全解除或至少大幅降低。請稍微動腦思考一下：假如地球上唯一一樣能關閉免疫與療癒系統的東西被迫消失了，那麼這兩大系統應該就會再度開啓，對吧？這正是自二〇〇一年春天以來，我們有幸和世界各地的人一同見到的景象。療癒密碼機制不只完全創新，還有人告訴我們，療癒密碼背後的理論對他們的生活造成更大的影響。我們稱這個理論爲「七大祕密」。

還有更驚人的一點：沒有任何一個療癒密碼是在「治療」健康問題。療癒密碼只處理「心病」，也就是所羅門王三千多年前在〈聖經．箴言〉第四章第二十三節中所說的：「你要保守你的心，勝過保守一切，因爲所有人生問題皆由心而起。」（注①）請注意，這則箴言說「所有」人生問題皆由心而起。這就是爲什麼有許多人聲稱，在使用了療癒密碼之後，任何想像得到的健康問題幾乎都痊癒了。

你必須先了解問題如何形成

也許你正好奇療癒密碼究竟是何方神聖，也躍躍欲試。可以，只要翻到第二部，就能知道關於療癒密碼的所有細節及使用方法，但我們還是希望你先學習第一部的「七大祕密」。爲了更有效地運用療癒密碼，你必須先了解問題是如何產生的，以及在接下來的生活中，你又能做些什麼以深入問題根源、療癒自己。

第一部的七大祕密和療癒密碼同樣創新，因爲這套理論並不像其他自助系統一樣，只處理症狀。其他系統處理的不外乎以下五個領域：情緒、思想、有意識的信念、行動與行爲，以及身體的生理機能。根據我們所做的研究，我們相信這五大領域只是症狀，而療癒密碼的理論與應用處理的不是症狀，是源頭的問題。

因此，本書第一部會簡短介紹健康照護領域的沿革，以及與人生、健康和富足有關的七大祕密。我們即將揭露並解釋的理論與研究，會揭示所有健康問題的源頭，而這個源頭也幾乎是其他任何問題的根源所在。

第二部從頭到尾都在討論結果。有些人或許喜歡閱讀讓他們了解自己的生活爲何變得一團糟的書，但如果一切僅止於此，多數人會感到灰心，因爲問題終究無法解決。這本書不會讓你孤立無援。第二部將提供你開始療癒問題根源所需的資訊，找出可能正在妨礙你的希望與夢想的事物。還有，我們會額外贈送你一項十秒鐘的練習，可用來處理日常生活中出現的情境壓力。因此，第二部教你的方法可同時用來處理兩種壓力，一種是你正強烈感受到的壓力，另一種則是你並未意識到的壓力，但它卻是你所有問題眞正的潛在原因。

現在你可能很想放下這本書。爲什麼？因爲你已經聽過太多保證能突破困境、改變生命、創造奇蹟的「神奇」故事。這些我們也有！然而，我們一定是實話實說，而且這本書裡提到的發現與洞見，是我尋覓了一生才找到的眞正有效的療癒方法，也是班治癒漸凍人症的原因，我們怎麼可以不分享這個訊息？

你不必立刻相信這是眞的，我們只希望你在做決定之前，先把這本書讀完，這樣你只會「失去」人生中的幾小時，卻可能「得到」數十年的健康幸福。

現在你已經知道那三樣東西爲何，也獲得了一些背景知識，我們將繼續前往問題的核心。

若希望得到自己想要的結果，就必須了解我所謂的「人生、健康與富足的七大祕密」。透過理解這七大祕密，你會知道自己的問題如何形成、從何而起、由什麼構成，又爲何無法痊癒。最後，你將了解療癒密碼這個簡單的機制，然後讓它開始鬆動你並不想要的事物的架構。

①《聖經》和合本的原始經文爲：「你要保守你心，勝過保守一切，因爲一生的果效是由心發出。」

第一部
人生、健康與富足的七大祕密

第一章

祕密一：病痛與疾病的唯一根源

我們現在正準備穿越一扇大門，爲了看見這扇門，先來回顧一下帶我們走到這裡的那條路。要事先說明的是，當代最偉大的科學家們已經預言過前方這扇門的存在，因此我們即將穿越的門，是科學界一直在尋找的金色大門，門那端的事物將永遠改變健康照護領域。

我（班）之前提過，使用療癒密碼不到三個月，我的漸凍人症就痊癒了。這種療法令我大開眼界，於是我開始到美國各地演講，主題則是療癒密碼及其效果。因爲這樣，我成爲暢銷書《祕密》作者群裡唯一的醫學博士。我演講的內容之一是治療史的五個時期，因爲這提供了重要的背景知識，讓我們了解自己現在走到歷史上的哪個階段，而且或許也能解釋爲什麼之前從未有人發現療癒密碼。

治療史的五個時期

首先是祈禱期。在人類對營養品或任何種類的藥物有所認識之前，唯一能做的只有禱告。談醫學史一開始就講這個，似乎有些奇怪，但讓我們回顧一下人類最初的生活。當時的人健康出問題時，只能尋求神靈協助治療疾病。歷史上充滿了因應治療目的而出現的偶像、宗教習俗和儀式：在希臘神話中，阿波羅被認爲是療癒的源頭，後來把能力傳給兒子阿斯克勒庇俄斯，後者不只預防人們死亡，甚至還能讓人起死回生；在祕魯北部，治療儀式仍是由女巫醫來施行，她們會利用禱告和聖物，以聖水潔淨病人的身體，並呼喚靈界力量協助發現病人痛苦的原因，以消除病因、治癒病人。

時至今日，神仍被許多文化、宗教及個人視爲療癒的唯一來源。這些年來，有人相信禱告的力量存在於祈禱本身，有人則認爲禱告之所以有力，是因爲有更偉大的超自然力量介入。近來，許多科學研究都指出祈禱所具備的療癒效果。醫學博士勞瑞．杜西已經寫了好幾本書來探討祈禱的療癒力量，包括《心風潮：揭開信心療法的奧祕》（*Healing Words: The Power of Prayer in the Practice of Medicine*）、《心靈奇蹟：探索非局部性意識與心靈療癒》（*Miracles of Mind: Exploring Nonlocal Consciousness and Spiritual Healing*），以及《醫學再發明：超越身心，創造療癒新紀元》（*Reinventing Medicine: Beyond the Mind-Body to a New Era of Healing*）等。杜克大學也曾進行一項名爲「祈禱文研究」的計畫，發現禱告對於有心絞痛毛病的患者效果最好。長久以來，人們因爲相信有更高的力量存在，所以都有祈禱的習慣。另外，有個理論指出療癒的力量源自對療癒本身的信念，而科學也已經證實信念本身擁有非常強大的治癒力，但醫學界卻摒棄、甚至鄙視這種說法，並稱之爲「安慰劑效應」。儘管如此，信念的療效卻是千眞萬確，不容忽視。

從較爲物質的層面來說，沒多久，人類便發現某些葉子、樹枝、樹根或樹皮有助於治療疾病，於是展開了漫長的草藥使用史。到了二十世紀，草藥在西方文明中有一陣子聲名狼藉，使用量因此減少。然而，現在草藥以雷霆萬鈞之勢東山再起，隨便到街上走一遭，都可以看見草藥店或營養食品店。另外，我們最近到世界各地演講時，每到一處，都可以聽見有人在談論維生素、礦物質和另類草藥方。這次草藥的捲土重來更値得注意，因爲現在的使用者不是目不識丁的匹夫匹婦，而是見多識廣的知識分子，他們對草藥和營養補充品所歸納出的結論，和數世紀以來的認知相同。中國自上古時代就使用草藥至今，可說是有歷史記載以來就有草藥。

西方文明也押注在中藥上面，試圖濃縮可食用植物的某些部位，促成了龐大的維生素／營養品產業。書店的書架上擺滿了當代從植物之中發現奇蹟的相關書籍，營養食品店則銷售數百種號稱有益健康、能治百病的商品。

然而，這種情形卻戛然而止，因爲世界衛生組織推動的「國際食品法典」已經立法通過，將維生素、礦物質、胺基酸和精油等的濃度限制在不能具有療效的範圍內——儘管這些東西的療效我們都已經體驗數十年了。任何超過標準濃度的商品都必須由醫生開立處方，而且價格高得離譜。你可能以為我說的事情尚未發生，但任何簽署批准世界衛生組織協議的國家皆已受到這套法典的規範，即使像美國之類的憲法國家也一樣，因為國際公約凌駕憲法。這件事情令人不安之處在於，當國際食品法典生效之後，危險性比維生素高出許多的藥物（尤其是不需醫生處方即可購買的成藥），反而比維生素更容易取得。

有人或許會納悶，政府為什麼要通過這樣的法律，規定維生素、礦物質和營養品必須有醫生處方才能購買，否則就是違法行為，而毒性更強的藥物反而不受法律約束？因為，一旦病人康復，製藥業就無利可圖了；唯有病人月復一月、年復一年地服藥治病，他們才能獲利。

這就帶領我們進入了醫學史的下一個時期：藥物／化學製品時期。為什麼稱它們為「化學製品」？理由很簡單，因為它們就是化學製品。多數藥物研發的方式是先找出一種有益人體的草藥，然後研究人員試著分析這種草藥，找出其中的「活性」成分，不過這樣還無法取得專利——記住，不獨占就無利可圖。因此，製藥過程的下一步就是要改變這個「活性」成分，讓它變成非天然的物質。

如此一來就得到化學製品了。你可能覺得沒那麼糟，但你要知道，人體的有機系統是用來處理有機物質的。所以，我們現在得到了某種物質，某種人體無法再分解的藥物，這就叫「毒素」。整個製藥業就是建立在生產毒素上面，但我們其實可以使用能更有效影響人體生理機能的天然有機物質，以及所有構成天然有機物質或植物的天然成分。比方說，「煩寧」是史上最暢銷、對抗焦慮與失眠症狀的藥物之一，而纈草根則是最好的天然鎮定劑與抗焦慮劑，且歷史上從未出現有人服用纈草根成癮的案例。然而，沒有任何公司可以取得纈草根的專利權，因爲纈草根是自然界的產物，因此製藥公司透過化學合成的方式，製造一種更有效、能申請專利的鎮靜安眠藥，卻導致全球各地非得設立治療煩寧成癮的診所不可。

醫學史之旅接下來要看的是手術。人類涉足手術已有數百年，然而，在麻醉技術尚未出現的時候，手術是非常「粗野」的——在那之前，醫生動手術的依據是病人的耐痛度或有多少人手可以壓制住病人，酒精則偶爾被用作普通的麻醉劑。手術的目的與價值在移除威脅性命的事物，例如，若有人的腳生了壞疽，外科醫師可能會叫人壓住患者，然後拿鋼鋸鋸掉病人的腿，而起初用來燒灼手術傷口的則是火。不消說，如今的外科技術已經非常進步了，但現在手術不只被用來解除威脅性命的狀況，有人甚至說，它被濫用於美容整形（一項欣欣向榮的產業）。雖然統計資料顯示，許多手術其實是多餘的，但外傷醫學對人類文明而言卻是一件很棒的禮物，也拯救了無數生命。

治療的終極形式

等候多時，終於來到金色大門。以愛因斯坦爲首的當代最偉大科學家們所預言的事物，現在已經被發現、證實，而且一般大眾皆可取用。此外，許多其他的科學家也談論過這個主題，但這部分留待接下來的祕密二再討論。在此，先引述一位偉大科學家的話：

「未來的藥物將以控制人體能量爲基礎。」

——威廉·提勒（史丹佛大學教授）

沒錯，能量就是最後的邊界，是治療的終極形式。醫學界涉足能量領域已有些時日，甚至是不甘不願地牽扯其中，但這件事終究還是發生了，無法抵擋。人類並非一直都知道陽光具有療癒效果，而居禮夫人發現了鐳等放射性元素則幫助人類進入這個時期。她也同時發現了能量的破壞力有多大。接下來的章節，你會學到「能量」是什麼，以及它的破壞力或療癒力有多強大，也將了解爲何能量是健康照護與治療領域的未來。

如果所有問題只有一個根源，該有多好？

今天幾乎所有健康問題的診斷與治療，都是根據所謂的「症候群」。症候群不只用在正統醫學，也用於另類健康照護領域，而且已經使用數百年了。

症候群的運作方式和它的字面意義很像。醫生、健康照護人員、心理諮商師或救助者會先把出現的所有症狀記錄下來，確認症狀之後，再根據這一群症狀去查書、查圖表，或者以經驗判斷最有可能是什麼問題。一旦找出最有可能的問題之後——這叫「診斷」——就進入治療階段，提出以下問題：「治療這個問題最好的標準做法是什麼？」也就是說，治療主要取決於執行者所學到的整套方法。正統醫學的醫生會動手術、開藥之類的，另類醫療的照護人員會使用草藥、礦物質和維生素，但目的不在「治療」疾病，而是爲了維持最理想的健康狀態。諮商師與心理治療師則教導並主張從不同的角度思考問題，以及利用行爲改變技巧，或者，他們只是不帶批判地傾聽，給予病人支持。

症候群基本上包含三個階段：

一、症狀出現。

二、依據呈現的症狀做出診斷，而這診斷來自經驗、在學校所學的東西或書本上的知識。

三、實際介入，根據診斷結果治療或處理問題。

在這三個階段中，幾乎每個階段都有數千種可能性。比方說，健康問題就包括生理健康與心理健康，其他問題則包含人際關係問題、職業生涯問題、高峰表現問題（如運動、個人成就、演說、銷售領域）等等。每一個問題都有不同的可能性，端視正在處理的問題種類，以及療法執行者所學的整套方法而定。換句話說，這個過程可能變得極爲複雜，甚至引發爭議，因爲不同的專家可能對診斷結果意見分歧，甚至對於該如何介入、治療或處理都無法達成共識。

如果想體會這件事有多叫人沮喪，可以上網搜尋任何一種健康問題——隨便挑一項疾病或心理健康問題，甚至是頭痛，什麼都可以。你也許會看到許多有趣的資訊，但也會發現大量相左的言論，不只對問題成因的說法不一，甚至對於治療方法的意見也莫衷一是。如果連專家都各說各話，那麼不是專家、只是身體出問題的一般人又該如何爲自己找出最佳行動方針，才不會浪費大量時間或金錢，或者不會因爲嘗試了某種不適合自己的療法而送命（這是最糟的狀況）？

想像一下，如果你眞的上網搜尋，找到十種不同的建議，告訴你如何著手處理你的問題，那麼假設你試了六種才找到對自己最有效的方法，然而，你或許已經在前五種方法上浪費了大量時間和金錢，卻對問題毫無幫助。

要是所有問題都離不開一個源頭，不是很棒嗎？如果所有問題的根源都是同一個，那麼只須處理根源，各項疑難雜症皆可迎刃而解。這有幾個好處：你不會浪費太多時間和金錢，因爲只要處理一件事就行了！如果所有問題的源頭都是同一個，它一定也是你衆多問題的根源，所以只要療癒這個源頭，你在各方面都會獲得改善。你甚至可以說：「既然我正在療癒唯一的源頭，那麼我就知道我所做的事對我的問題來說是最好的。」

你大可放心，因爲你知道自己正在做最棒的事，正在處理問題唯一的根源；你大可放心，因為你知道自己絕對可以省下大筆金錢；你大可放心，因為你知道自己正省下許多寶貴的時間和精力——為什麼呢？因為你能夠直接處理問題唯一的源頭。

最後一個原因，或許也是最重要的一個：如果所有問題的根源都一樣，那麼即使有十個問題，也可以一勞永逸，因為一切問題都可追溯至同一個源頭。只要根源療癒了，就可以眞正解決這十個最嚴重的問題——就是這些問題讓你無法過自己想要的生活，無法建立自己想要的人際關係，無法獲得自己想要的平靜、富足與成功。你可以同時處理所有的問題，而不必像從前一樣，一次處理一件事、檢視症候群，然後每個問題都以不同的方式介入處理。

好，現在準備慶祝吧，因為健康照護領域的人大多同意：幾乎所有健康問題的根源都是同一個。這就是我們的第一個祕密！

祕密一：病痛與疾病的唯一根源

回到之前的例子：上網搜尋健康問題。還記得你如何因為專家對於問題的處理方式各有各的說法，而感到無所適從嗎？不過，有一件事大概是每個人都同意的：幾乎所有健康狀況都源自同一個問題，也就是**壓力**！事實上，這已經成為大眾普遍接受的觀念，連美國聯邦政府都已公開承認此事。

前面提過，美國的疾病管制中心表示有百分之九十的健康問題與壓力有關，但史丹佛大學醫學院的立普頓博士在一九九八年發表的研究報告卻不同意疾病管制中心的說法——根據實驗結果，他相信超過百分之九十五的病痛與疾病，跟壓力有關。

各大媒體不時會出現以壓力爲主題的報導。《紐約時報》就曾指出：「壓力可能來自任何讓人感到沮喪、憤怒或焦慮的情境或想法。讓甲覺得有壓力的事，不見得會造成乙的壓力。」

《新聞週刊》也曾探討「身心的新科學觀」，內容包括「寬恕與健康」「壓力與不孕」「心臟疾病的線索」等相關議題。之後我們會回過頭來討論「寬恕與健康」這個題目。

另一本新聞雜誌龍頭刊物《時代》則曾在封面稱高血壓爲失控的「隱形殺手」，而已經有許多研究結果指出壓力爲高血壓的成因之一。

探討壓力與疾病關係的資料堆積如山，這一切意味著什麼？這表示，根據最新的研究報告，我們應該問自己的第一個問題是：「是什麼樣的壓力造成這個狀況？我又該如何修復？」

在答覆這個問題之前，必須先回答另外一個：「人體內的壓力究竟是什麼？」

失衡的神經系統導致生理壓力

壓力究竟爲何物？是收到帳單？和鄰居起爭執？工作不順心？擔憂身體健康？舉凡你想

得到的都可能造成壓力。然而，這些情境問題只是一般人認知的壓力，還有另一種是造成疾病與病痛的生理壓力，兩者之間有個關鍵差異。

簡單地說，生理壓力發生於神經系統失衡時。中樞神經系統可比喻爲汽車，如果猛踩油門，最後會有某個零件損壞；同樣地，如果不斷踩煞車，最後也會有某樣東西壞掉。車輛的設計是要在油門與煞車搭配使用平衡的情況下，才能正常運作，人體的中樞神經系統也是如此。神經系統可分爲兩部分，就像汽車的油門和煞車一樣，油門可類比爲交感神經系統（用來加速），副交感神經系統的運作方式則類似煞車（用來減速）。主流醫學界用以測量生理壓力的最先進檢測方法叫「心率變異度」，可測量神經系統是否平衡。稍後我們會再討論這種檢測方法。

神經系統有很大一部分稱爲「自律神經系統」。「自律」意味著「自動」，因爲我們不必思考這方面的事，一切都是自動發生。事實上，任何時刻發生在人體內的一切，有百分之九十九·九九都在自律神經系統的控制之下。

例如，你不必思考午餐吃的食物正在小腸裡消化，不必思考食物接下來要傳送到大腸，不必思考要增加蛋白分解酵素來分解蛋白質、增加脂肪分解酵素來分解脂肪，或是增加胰島素來處理多餘的糖分；你不會去想因爲你多灑了些鹽在食物上，所以腎臟正在排除多餘的鈉；你不會去想肝臟正在分解殘留在蔬菜上的農藥的毒素，也不會想著免疫系統正在對抗伴隨食物進入體內的細菌……要繼續說下去也行，但你應該已經有概念了。人體內發生的每件事，包括頭髮的生長，幾乎都是自動運作的，你完全不必去思考。這不是很棒嗎？如果你必須有意識地思考這些正在發生的每一件事，那麼一天二十四小時可就不夠用了！

而自律神經系統可分為兩部分（再說一次，平衡才是王道）。其中之一是副交感神經系統，掌管生長、療癒和維修。上一段提到自動運作的那些事，幾乎都由副交感神經系統負責。

另一部分則是交感神經系統。交感神經系統被設計為使用頻率低很多，但在健康與疾病方面卻扮演著相當重要的角色。交感神經系統即所謂的「戰或逃」系統，是火災警報器，目的是要隨時拯救我們的性命。這就很像在高速公路開車，大多時候踩的是油門，救人一命的卻是煞車。

當人體進入「戰或逃」的反應時，會發生許多事，例如血液流向完全改變，不再流到胃部去消化食物，不再流到腦額葉去刺激創意思考，不再流到腎臟和肝臟，而是會有大量血液流到肌肉，因為身體認為它將要更努力奮戰或更快逃跑，以對抗或逃離威脅生命的事物。因此，腸道不必消化食物，肝臟不必排除毒素，腎臟不必平衡電解質，腦部也不必從事創意思考，因為如果活不過接下來的幾分鐘，上面那些事都無關緊要了。再說一次，以上事件都是自動發生的。

你的壓力桶有多滿？

雖然這些改變都是爲了拯救性命，但這樣的變化如果長時間持續下去（因爲壓力一直存在），可能會損害身體器官，首當其衝的就是免疫系統。這是在器官層次發生的事，現在花一分鐘來聊聊細胞層次發生了什麼事。

我有位好友是營養學博士，也是自然療法醫師，她始終無法理解爲什麼她明明已經給病人適當的營養品、維生素和礦物質了，卻還是有許多人無法康復或痊癒。請別誤會，她是一位非常棒的醫生，給的處方也正確無誤，只不過，她並未充分理解壓力對細胞造成的影響。

當海軍船艦遭到攻擊時，所有維護、修復工作與正常活動都必須停止，連正在睡覺或用餐的船員也必須「就戰鬥位置」；而當交感神經系統這個火災警報器響起時，人體細胞便停止正常的生長、療癒與維修活動，因爲火災警報器應該只有在緊急狀況才會鈴聲大作，因此爲了保命而戰鬥或逃跑時，其他活動可以延後幾分鐘。此時細胞眞的會停止運作，就像遭受攻擊的船艦會封住艙門，任何人均無法進出。打仗的時候，你不會看到戰艦旁邊停了一艘補給船，等著補給食物或清運垃圾；同樣地，處於壓力之下的人體細胞不會接收營養、氧氣、礦物質、必需脂肪酸之類的東西，也不會清除廢棄物或毒素，意思就是，除了生存所需，其他活動全部停止。這會在細胞內造成有毒環境，妨礙生長與修復。事實上，立普頓博士表示，這正是人類罹患遺傳性疾病的原因；反之，同一項史丹佛大學的研究發現，處於成長與療癒模式的開放性細胞完全不受疾病與病痛影響。請容我再強調一次，因爲這是我長久以來在醫學領域聽到最重要的論述：「處於成長與療癒模式的細胞不受疾病影響。」這句話多麼重要啊！

如你所見，「戰或逃」是發生緊急狀況時保命的必要反應，但不該長時間持續下去。問題就出在一般人卻長期處於戰或逃狀態，最後將導致以下這個無可避免的結果：體內的某樣東西故障，顯現爲症狀；當幾種症狀同時出現時，我們便稱之爲疾病。然而，疾病只不過是鏈條最脆弱的環節在壓力下斷裂之處。

醫學博士桃麗絲．瑞普被許多人認爲是當代首席過敏症專科醫師，她提出的「壓力桶」理論認爲，每個人體內都有個壓力桶，桶子的容量就是在某樣東西故障之前，我們有能力處理的壓力。只要壓力桶未滿，即使有新的壓力因子進入生活中或體內，我們依然能有效處理，避免造成負面影響；一旦壓力溢出桶外，最脆弱的環節就斷裂了。

待機中的免疫系統

當火災警報器被觸動時，有個訊息會經由直接連結到神經末梢的細胞，從腦部直達免疫系統。這些細胞的名稱爲樹狀突。樹狀突細胞是神經系統的一部分，直接連結到免疫系統，而它們所傳遞的訊息是「關閉」和「停止」。

爲何腦部要傳遞這樣的訊息給免疫系統呢？嗯，想想看，交感神經系統的目的何在？爲了救人一命。免疫系統的目的呢？爲了對抗細菌、病毒、黴菌，以及修復細胞和毀滅異常（癌）細胞——這些事有必要在接下來的五分鐘內發生嗎？當然沒必要。此外，免疫系統也會耗費大量能量，所以接下來的幾分鐘，我們會希望自己所有的能量和資源都用在同一個目的上，也就是保命！因此，所有非必要的功能在接下來幾分鐘內都會被關閉。

就算免疫系統五分鐘不攻打細菌或黴菌，也不會有什麼大礙；就算消化系統五分鐘不消化食物，也死不了人。問題是，現代人長期處於戰或逃狀態。走遍世界各地做心率變異度檢測時，我們發現一個有趣且意義重大的現象。進行檢測時，我們會問每個人一個問題：「今天你覺得有壓力嗎？」大約百分之五十的人會說「有」，另外百分之五十則說「沒有」。而接受心率變異度檢測之後，那些回答自己沒有壓力的人當中卻有超過百分之九十被發現正處於生理壓力之下，也就是那種可能導致病痛與疾病的壓力。

事實上，萬般健康問題皆來自生理壓力。換句話說，無論你在健康方面碰上什麼問題，都該捫心自問：「是什麼樣的壓力造成這種情形？我又該如何消除？」

既然如此，爲什麼我們不問這個問題？因爲直到現在都還沒有一種效果持久、值得信賴、已經過證實的方法可以用來處理壓力。對某些人、某些問題有效的，在其他人、其他問題上面卻無用武之地，因爲拼圖少了一片，也就是稍後我們即將探討的祕密三。

你的壓力管制中心

壓力由中樞神經系統控制，尤其生理壓力是透過下視丘—腦下垂體—腎上腺軸產生的。下視丘與腦下垂體一度被認爲是主腺體，其實，腦下垂體可以分泌多種荷爾蒙，並透過血液輸送到身體其他的內分泌腺體，下視丘則是整個大腦的中央處理器，能連結到整個邊緣系統，也就是腦部的情緒中心。實際上，下視丘幾乎和大腦的每個部分都有神經連結，並藉由它透過腦下垂體製造與釋放的荷爾蒙，連結到身體其他部位。以下列出幾項由下視丘掌管的功能：

1. 動脈血壓
2. 體溫
3. 藉由口渴與腎臟機能來調節體內水分
4. 子宮收縮
5. 乳汁分泌
6. 情緒動力
7. 生長荷爾蒙
8. 腎上腺

9. 甲狀腺荷爾蒙
10. 性器官功能

從生理面來看，壓力會讓上述所有器官產生變化，尤其會影響到腎上腺素、可體松、葡萄糖、胰島素和生長荷爾蒙的釋放。

那麼該如何測量體內壓力？我們可以分別測量上述器官的壓力程度，不過有一種叫「心率變異度」的檢測方式已經成爲量測生理壓力的標準。它能測量心率增減（變異）與呼吸模式之間的關係，反應出自律神經系統是否平衡。

自律神經系統平衡等於生長與療癒，也就意味著健康；反之，自律神經系統失衡或壓力將導致疾病或不健康的狀態。這種平衡能透過療癒密碼實現，並以科學方法測量到。

最脆弱的環節斷裂，表現爲症狀

身體表現壓力的方式，就是透過我們所謂的疾病或症狀。倘若成因只有一個，爲什麼還有這麼多不同的症狀或疾病？答案很簡單，因爲我們弄斷了最脆弱的環節，這可能是某種遺傳上的特殊傾向或之前攝取到的毒素所造成的結果，或者來自先前遭受的生理傷害。

現在我們一步一步來看。假設你罹患了一種叫「胃食道逆流」的疾病：你感受到壓力，於是壓力減弱了下食道周圍的肌肉張力，因爲肌肉需要的血液與能量被用來戰或逃。結果胃酸逆流至食道，損傷食道內襯。這些細胞反覆受損，造成疼痛，最後引發潰瘍或癌症。但這種情形之所以會發生，是因爲細胞並未處於生長、療癒及修復模式，否則它們就能保護自己不受胃酸侵蝕。因此，「胃食道逆流」這個毛病才會出現在你身上。

治療這種病的方式是服用一種紫色藥丸抑制胃酸分泌。這能有效減少胃酸，但問題是，胃酸是消化食物所必須，還能消滅伴隨食物進入體內的細菌。因此，在掩蓋症狀的同時，我們製造了兩個新的問題：一是額外的細菌量造成免疫系統負擔，二是食物停留在胃裡的時間延長，因爲要等到胃部分泌足夠的胃酸才能消化食物，但這樣一來，食道接觸胃酸的時間就更長了，反而變成一種惡性循環。所以，到底是要抑制症狀還是解決病因？

顯然解決病因才是明智之舉，而且之前已經清楚說明過，這個病因就是壓力。

療癒密碼對壓力做了些什麼？

剛發現療癒密碼時，我遍尋各種檢驗方法來測試它，因爲我想確認這是「貨眞價實」的療法（一開始是爲我自己）。我很熟悉心率變異度檢測，實際上也用它來檢驗其他療法，例如脈輪平衡法與穴位（也就是所謂的「經絡系統」）。這些療法著實讓許多人感覺如釋重負，常見的做法是輕敲或按摩穴位、經絡或脈輪，但我們的經驗是，接受治療一、兩個小時之後，這些人又會恢復「失衡」狀態（表示壓力依然存在）。

以下結果千眞萬確。從一九九八年到二〇〇一年，我對脈輪／穴位系統的療法進行了四次不同的心率變異度檢測。在接受一次療程之後（療程根據不同群組而有差異），十人當中有五到九人處於平衡狀態；然而過了二十四小時之後，仍能維持平衡狀態（亦即正常或無生理壓力的狀態）的人數驟降，十人當中約只剩兩人。

相較之下，假如在做療癒密碼前後各接受一次心率變異度檢測，結果顯示，進行一次療程之後（亦即二十分鐘內），十人當中有八、九人處於平衡狀態，而過了二十四小時之後，十人當中仍有七、八人可以維持平衡狀態。

一九九八年，卡拉漢博士在《終結創傷夢魘》一書中回顧了使用心率變異度檢測的三十年歷史，並指出文獻上只發現兩種療法能持續讓自律神經系統從失衡轉爲平衡。這兩種療法至少都需要六週的時間才能達到這種平衡狀態，其中一種療法是在人類身上施行，另一種的實施對象則是狗。自律神經系統顯然非常抗拒急遽的變化，這就是改變新陳代謝或減肥的難度極高的原因。

比較起來，接受過療癒密碼的人只需要不到二十分鐘，就能從「失衡」狀態轉爲「平衡」。這表示二十分鐘之內，這些人的免疫系統就從「未按照原訂功能運作」，轉變成「能夠正常發揮作用，也能療癒任何需要治療的問題」。

令我（班）大吃一驚的是，我們所得到的結果不只在醫學史上前所未見，而且直到我們重複做出相同的結果之前，其他醫生都認爲這是不可能的事——許多醫界人士和心率變異度檢測儀器的廠商皆可證實這件事有多驚人。

雖然我們的心率變異度檢測結果並非來自正式的臨床研究、控制研究或雙盲研究，卻毫無疑問地提供了我們所需的證據，好向思想開通的人證明：療癒密碼確實可以消除體內壓力，這種方法能達到長期療癒的效果，而且以前從未被測量過。事實上，卡拉漢博士指出：「一般而言，雙盲研究是在無人可判斷某種療法是否有效的情況下，爲了證明該療法正在發揮作用而進行的研究。」如果這種療法或處置顯然正在造成改變，而且沒有害處，那麼雙盲研究的必要性就大幅降低了。

同樣地，根據卡拉漢博士的說法，在探討心率變異度時，其實並不怎麼需要雙盲研究或控制研究，因爲心率變異度絲毫不受「全是自己想出來的」這種安慰劑效應影響。之所以需要雙盲研究或控制研究，主要是爲了排除安慰劑的影響，而許多專家都同意，採用心率變異度檢測就表示已將安慰劑效應排除在外。

另一項「證據」則是我們的病人的親身經歷（你會在本書其他章節讀到許多見證故事），這些結果不但一致，而且也是可預料的。

這就是爲什麼我們敢篤定地說，療癒密碼處理的是深藏於體內的疾病與病痛根源。

病症有許多，病因只有一個

最近我們聽到一位男士的見證。他全身上下有多處皮膚發生病變——額頭上一處，頭頂一處，背後也有一些。事實上，他已經和醫生討論過，打算切除這些病變部位，之後再動整形手術。然而，當他開始操作療癒密碼之後，短短幾週，那些病變皮膚就一片一片地剝落。最後，當他打電話給我們時，病變幾乎全部消失了，只剩頭上位於髮際線之內那一處，但也好了九成左右，因此他很有把握這殘存的最後一處病變也會消失。

像多處皮膚病變這種生理問題，怎麼可能在數週內痊癒？因爲這個問題的根源是壓力，而療癒密碼處理的正是壓力；一旦壓力被移除，免疫與療癒系統幾乎什麼都能治療。像療癒密碼這樣的方法通常會被用來治療情緒問題，然而無論哪種問題——情緒上的或生理上的——源頭都是壓力。

請你了解，我們提到的所有生理和非生理問題，包括疾病、心理與情緒問題、頭痛、疲勞等等，沒有一項是療癒密碼現在、過去或未來所「治療」的。一項都沒有。療癒密碼只治療心病，這會減輕或消除體內的生理壓力。

這就是祕密一：**病痛與疾病的唯一根源是生理壓力**，而我們已經發現療癒密碼能以史無前例的方式消除體內的這種壓力。

在本章的最後，讓我們來看看幾位療癒密碼使用者對自己的心率變異度檢測結果是怎麼說的。

對每個人都有效的療癒密碼

亞歷山大・洛伊德博士與班・強生博士是去年本機構年度學者聚會的主講人。他們教大家做療癒密碼，並讓每個人在操作前後各接受一次心率變異度檢測，以看出療癒密碼的效果。與會的五十人當中，只有兩位在接受一次療癒密碼療程之後，心率變異度檢測結果並未顯示他們處於平衡狀態。這群人之中的六位在過了二十四小時後重新接受檢測，六個人的心率變異度全都維持在平衡狀態，而且中間並未接受額外的療程。我認為這絕非巧合，因為當會議結束時，我們詢問這五十位與會人士，想知道他們在這個週末做了療癒密碼之後，是否體驗到生理或非生理方面的療癒，結果五十個人的答案都是肯定的。這一批與會者有些人身染重症，有些人很健康，有些人的身體狀況則稱不上好也說不上壞，可見療癒密碼對每個人都有效。

——比爾・麥格倫（麥格倫全球中心總裁）

憂鬱症狀改善了

我參加過一次你們的課程，結果真是太不可思議了。我的心率變異度太低了，讓你們非常擔心。當時我只做了你們教我的療癒密碼，結果憂鬱症狀就改善了，甚至好轉到我都忘了要繼續做療癒密碼，真糟糕啊！

——瑪麗蓮

平靜取代了恐慌

二〇〇三年，我參加了在堪薩斯市舉辦的療癒密碼指導員訓練。在某一刻，主持人徵求志願者到教室前方來，在腦中思考一件引發強烈情緒的事，同時接受心率變異度監測，然後讓學員們觀察這整個過程。我自願參加，因為我發現自己正處於逐漸增強的戰或逃狀態，起因是幾週前做的一個商業決定。這個決定讓我感受到強大的財務壓力，因為我剛成立一家公司。每當腦中浮現走到屋外的信箱拿到一大疊帳單的影像時，我總會陷入極度恐慌的狀態。

這件事最擾人之處在於：做決定前，我早已審慎評估過，認為十分可行才去做，甚至開發了一些客戶，因此沒什麼好後悔的。我知道自己並不是因為當時發生的任何事，而緊張到胃打結、恐懼到會傷身的地步。

在那次的訓練中，我被叫到教室前方，坐在一張椅子上。大型螢幕擺在我的視線之外，但教室裡的其他人都能觀察到我的心率變異程度。洛伊德博士要我閉上眼睛放輕鬆，然後開始在我身上操作療癒密碼，試圖治療與我的問題有關的畫面。我完全沒去注意教室裡和螢幕上的狀況，只發現自己專注於實實在在的焦慮感，心想不知療癒密碼在這種情況下是否有效。我不斷看到自己滿懷恐懼走向信箱的影像，並試著將這影像從腦海中驅除，這樣我才能放鬆，但毀滅與陰暗的感覺卻揮之不去。

然後，令人驚訝的事情發生了。我不確定花了多久時間，但我突然注意到胃打結的感覺消失了，思緒也轉移到其他因付出努力而取得成功的記憶上。一股自信感籠罩著我。我領悟到，當初為了成功，我採取了適當的步驟，現在我確信只要按照自己訂下的計畫去做就好了。一股平靜感籠罩全身，之前感受到的恐慌突然變得很可笑，因為我明白那根本毫無根據。兩天後，即使腦中浮現走到信箱旁的影像，我還是覺得很平靜，而且檢測心率變異度所得的讀數也證明我依然處於平衡狀態。

——泰莉

第二章

祕密二：壓力是由體內的能量問題引起的

一九〇五年，有個頭髮凌亂、名叫亞伯特・愛因斯坦的傢伙在黑板上潦草地寫下$E=mc^2$，從此世界改頭換面。想知道原因，必須先明白$E=mc^2$究竟是什麼意思。橫等式的一邊是E，代表能量；另一邊則表示能量以外的一切事物。更明確地說，$E=mc^2$的意思是：萬事萬物皆爲能量；歸根究柢，一切都是能量。

一九〇五年之前，科學界依循的是牛頓物理學，其中提到原子是堅硬的實心物質。現在我們已經知道這個觀念錯得離譜。如果用電子顯微鏡觀察一顆原子，先定焦在原子上，再慢慢把焦距拉近，最後你會說：「這顆原子跑哪兒去了？它怎麼了？」因爲焦距愈靠近，原子就變得愈模糊不清，最後你的視線將直接穿透原子。我想說的是，原子根本就不是實心的，而是由能量組成，就像世間萬物一樣。

一切事物都是能量，而所有的能量都有三個共同要素：

1. 頻率
2. 波長
3. 色彩頻譜

因此，無論是一張桌子、一條香蕉、你的膽囊，或是化學元素週期表上的其中一種元素，所有事物都是能量。而某樣東西屬於何種能量，可能是由頻率決定。自從愛因斯坦用數學公式證明這個觀念之後，世上的一切都改變了。你能想到的各種產業，例如汽車業、通訊業、電視業、廣播業等，都開始把重心轉移到電子和能量方面，只有醫療業的速度比多數產業落後，尤其是西方醫學界，他們一直堅守一九〇五年之前的牛頓物理學路線──儘管現在大家都知道牛頓物理學其實並不足以描述眞實世界的運作方式。

在發現療癒密碼之前，我曾閱覽群書，研究當代最有智慧的人在健康議題方面曾發表過哪些言論，也因爲如此，我相信療癒密碼是個言之成理的系統。我找到的事實令我十分意外，即使花了六年時間取得兩個博士學位，我也從未見過這種事。

我發現，好些當代最偉大的科學家在提到健康議題時都說過，所有健康問題與疾病的根源，向來與體內的能量問題脫離不了關係。他們也提到，總有一天，人類將找到方法解決潛藏在每個健康難題底下的能量問題，當那一刻來臨時，健康領域的面貌將永遠改變。

以下是我找到的幾個例子：

「所有物質皆為能量。」

——愛因斯坦

「所有生物體都放射出某種能量場。」

——塞姆揚．克里安（前蘇聯工程師）

「能量場啓動了一切。」

——哈洛德．布耳（耶魯大學教授）

「量子細胞場左右著人體化學。」

——莫瑞．蓋爾曼（史丹佛大學教授，一九六九年諾貝爾獎得主）

「藉由評估能量場，得以診斷並預防疾病。」

——喬治．奎爾（克里夫蘭臨床醫學中心創辦人）

「治療人類卻缺乏能量概念，有如在治療無生命的物質。」

——亞伯特．聖．喬基（維生素C之父，一九三七年諾貝爾獎得主）

因此，若想根治健康問題，就必須治療能量問題。

世界觀的大躍進：能量

早期幾乎所有能量現象都被解釋爲神靈或某位調皮的精靈在作怪。到了啓蒙時代與文藝復興時期，人類才開始更全面、更正確地了解事物眞正的運作方式，並建構出描述能量現象的理論。哥白尼、克卜勒、伽利略等科學家挑戰原有的天文學與天體運行軌道的觀念，並揭露新的資訊，尤其是行星（包括地球）繞著太陽運轉的概念，推翻了之前認爲所有行星皆圍繞地球運行的理論。牛頓更進一步促成科學啓蒙，提出著名的萬有引力理論，也發展出微積分與三大運動定律。這些理論確實足以解釋當時大衆所知的事物，然而我們也很清楚，許多事情是這些理論無法解釋的。

當愛因斯坦發表了$E=mc^2$這個理論之後，科學界便進入一個全新的、更能解釋宇宙運作原理的典範。因爲有了這樣的知識，科學完成了一次量子躍進。時至今日，能量已經成爲大家耳熟能詳的觀念了。小時候我就曾經在英雄漫畫裡看過能量，我還記得嫉惡如仇的硬漢警探狄克．崔西用雙向視訊手表和同伴通話——我們現在也有體積這麼小的行動電話，倘若把行動電話戴在手上變成一種流行時尚，就可以眞的這麼做了。還有登陸月球，這原本是多麼異想天開的念頭呀！但人類卻眞的做到了。我毫不懷疑有一天我們有辦法利用能量場，把人從一地傳輸到另一地。

這一切如何能夠發生？這叫作量子物理學。量子物理學很難解釋，不過我們可以舉美國國防部的實驗為例。

一九九八年，美國國防部的研究人員刮下某位受測者口腔上顎的細胞，放進試管裡，並將試管連接到測謊機上。受測者也被接上測謊機，不過是在建築物的另一區。研究人員讓受測者觀看不同種類的電視節目，有氣氛平靜、撫慰人心的，也有充滿暴力與感官刺激的節目。研究人員發現，受測者的細胞會和受測者本人在同一時間出現一模一樣的反應。當受測者觀看氣氛平靜、撫慰人心的節目時，本人和其細胞的生理反應都會平靜下來；而當節目內容轉為暴力、充滿感官刺激時，受測者和他的細胞都呈現生理騷動現象。研究人員不斷拉長受測者與他的細胞之間的距離，直到最後相隔八十公里。當時細胞已經從受測者的口腔上顎刮下來五天了，兩者卻仍然在同一時間呈現相同的反應。

另一項實驗的結果也非常類似，不過這次的對象變成兩個人，而不是某人和他自己的細胞。研究人員挑選了兩位素昧平生的人，給他們幾分鐘時間互相認識，然後讓雙方各待在一個「法拉第籠」（電磁籠）裡，相隔十五公尺遠。法拉第籠是用來阻止無線電頻率和其他訊號進出，比方說，如果把一根FM天線放進十五公尺外的法拉第籠裡，你將無法接收到該頻率的廣播節目，因為法拉第籠能有效阻擋那些頻率。簡單來說，法拉第籠阻隔了正常能量，卻允許量子能量流動。

一旦進入法拉第籠裡，兩位受測者都被連接至腦電波儀上，用來監控他們的神經活動。研究人員以小手電筒的光照向第一位受測者的眼睛，另一位受測者則沒有。像這樣用光照著人的眼睛，會引起可測量的神經活動及肉眼可見的瞳孔收縮現象。當研究人員這麼做時，兩位受測者呈現出相同的神經活動（從腦電波儀上看得出來）與瞳孔收縮現象。對調受測者、拉長雙方距離，所得到的結果每次都一樣。

超自然現象或量子物理學？

上述研究得到的結論是：人與人之間會不斷且無意識地互相傳遞資訊，即使彼此只有粗淺的認識。數十年來看似超自然現象、卻已驗證屬實的案例多達數百則，現在首度有說法能加以解釋。舉例來說，有位母親正在紐約市區和朋友共進午餐，十二點十五分時，她突然帶著驚懼的表情對朋友說：「珍出事了……我得打電話給她。」她不吃午餐了，立刻打電話給遠在加州的女兒珍，發現珍就在十二點十五分時發生車禍，雖然驚魂未定，但安然無恙。

小時候我也碰過類似的事。當時我最好的朋友叫約翰，有一次，他的父母急著前往一個半小時車程外的地方辦事，預計停留一、兩天，於是把約翰交給他姊姊照顧。在途中，約翰的母親突然對她丈夫說：「我們現在就得回家，約翰有麻煩了。」回家之後，他們發現約翰的頭卡在樓梯的欄杆之間，他姊姊因爲戴著耳機聽音樂，所以聽不見約翰的尖叫聲。約翰沒事，只是嚇壞了。

話說約翰的母親怎麼知道他有麻煩了？數十年來，我們將這類事件歸因於超感應力或各式各樣的超自然現象，但現在我們知道，這是叫作「量子物理學」的自然定律。在珍和她母親，以及我的好友約翰的例子中，所發生的一切不過是潛意識的資訊傳送到相關人士的意識層面罷了。這雖不尋常，倒也時有所聞。事實上，為了治療的目的，有愈來愈多人發現了利用量子物理學來取得這種潛意識訊息的方法。

這也讓人聯想到神祕主義，因為若不以量子物理學來解釋，這些科學實驗將顯得神祕無解。從前被稱為「神祕事件」的，大多只是有人學會利用量子物理學的特性，以達到某種特殊目的。因此，我們以為神祕的事，其實一點也不神祕，說穿了不過是量子物理學原理罷了。當時之所以不懂，是因為我們學的是牛頓理論。

量子物理學是宇宙運作的方式，而且一向都是如此，只不過我們從前並不了解。本書將會提到，對量子物理學的認識為療癒與健康領域帶來有史以來最偉大的突破。這是一種新的理解，一種思維上的新典範轉移，卻是勢在必行的改變。

面對疾病的「標準程序」

癌症是讓許多人身心痛苦的一大原因，現在來看看醫學界目前處理癌症的方式有多制式化。

面對癌症，醫學界提出的標準問題是：「如何消滅這些癌細胞？」你絕不會聽到他們問：「致癌原因是什麼？」這個問題很合邏輯，也很重要，但行醫數十年來，我（班）卻從未聽過正統醫學界有誰問過這個問題（癌症正巧是我專攻的領域）。醫學界的標準處理方式是：「讓我們試著切除這個叫作『癌症』的過程的局部表現。」

如果是處理局部腫瘤，這麼做倒也無可厚非，只是仍舊改變不了致癌原因。我治療過許多罹患四、五種癌症的病人，因爲他們從未想過要改變自己的「罹癌原因」。醫學界治療癌症的標準方式幾乎一律是動手術切除，但我得再次重申，我見過被告知「腫瘤已清除乾淨」卻又復發的癌症病例不可勝數。

醫學界的下一個標準步驟是消滅癌細胞，方法是化療或放射線治療，兩者的作用很像，都是要毀壞細胞。遺憾的是，癌細胞的外觀、活動與代謝方式都非常類似體內其他的健康細胞，不僅如此，它們還有很強的學習能力，很快就學會如何保護自己不受化療藥物與放射線傷害。更準確地說，癌細胞的適應力強過正常細胞。

化療會破壞那些迅速分裂的細胞的去氧核糖核酸（也就是ＤＮＡ），而癌細胞的分裂速度很快，所以化療是件好事，不是嗎？話是這麼說沒錯，但人體內也有許多其他細胞正在快速分裂，最不幸的是，免疫細胞通常是分裂速度最快的。

化療醫師在決定下一次化療藥物的劑量之前，會先檢查什麼？他們會先檢查白血球，也就是免疫細胞。讓我（班）幫助你更了解免疫細胞受損的嚴重性。如果你問一位腫瘤科醫師化療可不可能完全消滅癌細胞，而他誠實回答的話，答案會是一聲響亮的「不可能！」化療沒那麼有效，頂多只能消滅百分之六十到八十的癌細胞，但絕對會殘留一些在體內。於是，這不由得讓人聯想到：「既然化療無法消滅所有癌細胞，那麼如果病人活了下來，除掉剩餘癌細胞的是什麼？」

若免疫系統無法加速消滅剩餘百分之二、三十的癌細胞，病人就會因爲這些殘存的癌細胞送命。諷刺之處就在此：化療破壞了唯一可能救人一命的東西。除非免疫系統能在九局下半擊出全壘打，否則癌細胞就獲勝了，而既然體內這個具有清空壘包能力的打者非擊出全壘打不可，你會希望它的健康狀態如何？請注意，最終沒有任何人爲的事物能治癒癌症，只有免疫系統辦得到——事實上據我所知，沒有任何人爲的事物能眞正治癒任何疾病。我知道許多醫生享有治癒癌症的美名，但追根究柢，完成這項工作的絕對是免疫系統。免疫系統才是眞正的明星。

若想解決病因，就必須用能量來處理

說到底，癌症是由源自細胞記憶的壓力造成的。從生理層次來看，癌症的成因有四個，但必須等到祕密三再來說明。

一般來說，無論罹患什麼疾病或出現何種症狀，若想解決病因，就必須用能量來處理，因爲能量才是根源所在。這就是本書的主要目的之一：讓你知道有哪些發現，以及如何應用這些發現，這樣你就能將人生、健康與富足掌握在自己手裡，且非但不必犧牲結果，反而能創造出過去絕不可能獲致的成果。

在細胞層次上，疾病與病痛皆因能量不足而起。處於低能量狀態時——例如慢性疲勞症候群——細胞內部會發生些什麼？還記得之前在探討壓力及其對細胞的影響時提過的戰或逃反應嗎？現在讓我們更深入地探討這一點。當細胞因爲壓力而關閉，以保存體內能量時，氧氣便無法進入，養分和葡萄糖（細胞的燃料）也是；換句話說，細胞的發電廠正在挨餓——這些小發電廠叫作粒線體。

人體並不像市區的房子，每一間房子都透過電力輸配網連接到一座大型發電廠，而是恰恰相反。

一百年前，在電力輸配網發明之前，想要用電就得靠自家的發電機，把汽油倒進機器的油槽裡，即可啟動發電機。發電機需要有個氧氣來源（進氣），也必須排放運轉時所產生的廢氣。只要有燃料，就會有電。人體細胞也一樣。細胞必須有氧氣和葡萄糖（燃料），也要能夠將廢棄物排到細胞之外。如果把這個過程停下來，就會發生「電壓不足」的情形，讓細胞無法正常運作，最後會「完全停電」，就像發電機燃料用盡時一樣。倘若這個過程持續太久，細胞就會眞正死亡。由此可見，當壓力讓細胞進入警戒狀態時，會造成能量不足，導致細胞受損，最後演變成所謂的疾病。而顯現出來的疾病種類，純粹取決於鏈條是在哪個環節斷裂而定。

療癒密碼如何抵銷破壞性頻率？

那麼，療癒密碼如何介入這個細胞過程？首先，腦部會進行探測並傳送能量頻率，通知身體各個部位該做些什麼。當緊急情況出現時，無論狀況爲何，身體都必須準備好，以保護自己不受傷害，此時腦部的下視丘會傳送「一一九」訊號到身體其他部位。如果出現的不是眞正的緊急狀況，但人體卻已進入戰或逃模式，這些頻率就不是用來救命，反倒成了破壞性頻率。療癒密碼能將破壞性能量頻率與訊號轉變爲健康頻率，或是不再具有殺傷力的頻率，而且方法很簡單。下面這個圖形是正弦波：

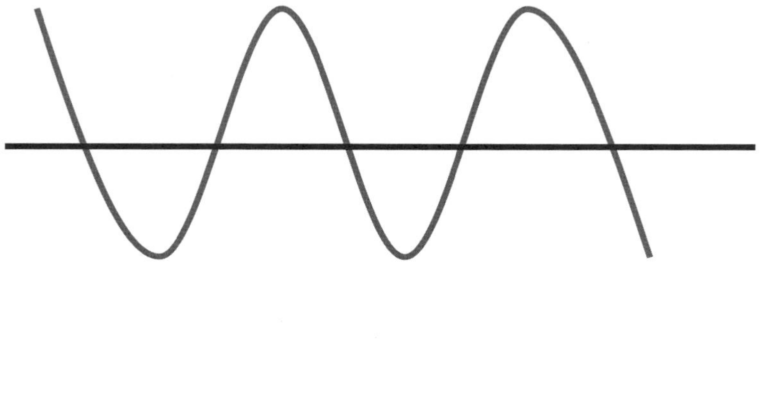

假設這是癌症的能量頻率，那麼，如果想要改變這個頻率，就要用相位完全相反而振幅相同的波來抵銷，看起來會像下面的A圖。

這麼做之後，波形會變成直線，如下面的B圖。

如此一來，破壞性頻率就被抵銷掉了。如果你能抵銷破壞性頻率，這個頻率的源頭就可以被療癒，或者假如你能一直持續抵銷破壞性頻率，終有一天那個根源會被治癒。這就是療癒密碼所做的事。

不知道你有沒有聽過可以消除惱人噪音的抗噪耳機？抗噪耳機內建置了一個麥克風，能錄下外界的噪音。等噪音被錄下來之後，耳機就會製造一個跟噪音的相位完全相反而振幅相同的波，因此能消除噪音。療癒密碼就像抗噪耳機，差別在於它要消除的不

A圖

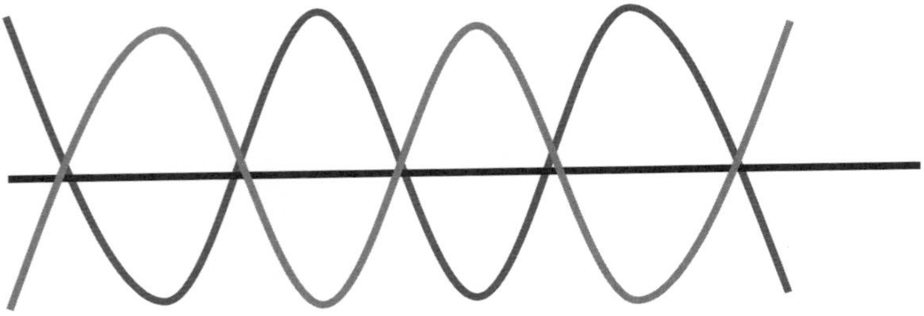

B圖

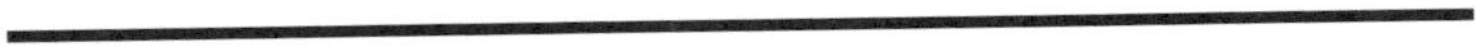

是噪音，而是心病。

療癒密碼阻止下視丘在不該傳送緊急訊號時傳送。下視丘發送的「一一九」訊號會讓細胞進入壓力模式，如此一來，血液便不再流到內臟，不再支援高智能功能與免疫系統。本書第一章已經探討過人體壓力的來源。

換句話說，療癒密碼會在不該發生壓力反應時，阻止下視丘傳送會引發人體壓力反應的能量頻率訊號。這是怎麼做到的？療癒密碼利用人體自身的健康能量頻率（其相位與破壞性頻率完全相反）來抵銷破壞性能量頻率。就好比在漆黑的室內開燈，光亮總是能驅逐黑暗，而健康的能量也能驅逐破壞性能量頻率。

我們有何證據？本書第一章提過，心率變異度檢測結果即可證明療癒密碼能消除壓力。我們可以證明療癒密碼確實能修補與體內問題有關的能量問題嗎？我們用來證明的，是病人操作療癒密碼之後的見證結果。換句話說，操作療癒密碼之後，他們的問題就消失了，而問題之所以會消失，唯一的原因是破壞性能量頻率被消除了，下視丘停止在不該傳送緊急訊號時傳送「一一九」訊號，讓免疫系統得以依照上帝設計的方式來療癒問題。

那麼，我們有哪些見證呢？

基底細胞癌

我有一位摯友是非常優秀的醫生。我第一次讓他看我手臂上長出的小腫塊時，他覺得沒什麼好擔心的；等到幾個月後大地回春、天氣暖和時，我這位醫生朋友頭一回見到我穿短袖上衣而露出的手臂（之前因為是冬天，都穿長袖衣物），情況已經很嚴重了。只看了一眼，他就把我拉到一旁說：「賴瑞，這是基底細胞癌，你一定要在癌細胞轉移之前立刻動手術切除，否則後果不堪設想。」後來我遇到亞歷山大・洛伊德博士，他當時針對療癒密碼的研究快有結論了。倘若是從別人口中聽到能量治療的事，我早就拔腿跑了，能量醫學在我這西方人的耳裡聽來就是不對勁。聽他說了許久之後，我捲起袖子問他：「你是在告訴我，只要將自己的能量導回體內，我就能擺脫這個基底細胞癌嗎？」亞歷山大說：「我只能告訴你，我有些病人親身經歷了驚人的結果。」過了兩天，在清楚了解壓力對身體造成的影響之後，我打電話給亞歷山大，其餘部分就不必贅述了。我接下來經歷的事情絕對精采，精采到我從此在「心的新發現」研討會上不斷告訴來自全世界的人關於療癒密碼的事。三天內我就看出腫瘤的變化，看著它一天一天縮小，四、五週之後完全不見蹤影。那已經是八年多前的事了，至今腫瘤仍然沒有復發跡象。

依我之見，這是一項重大突破，能從根源處療癒任何問題。電腦的發明如何影響了商業，療癒密碼就如何影響了健康與治療領域。

——賴瑞

甲狀腺炎、類纖維瘤、膽結石、EB病毒、慢性疲勞症候群等

我的健康問題到二〇〇三年八月為止已經持續了三年。根據診斷結果，我有橋本氏甲狀腺炎、子宮肌腺症、子宮類纖維瘤、乳房纖維囊腫、咽喉胃酸逆流症、膽結石、EB病毒、恐慌發作、慢性疲勞症候群等問題，醫療費用高達數千美元。我試過藥物和營養補充品，也曾臥床兩個月，得靠教友送餐接濟。我無法善盡為人妻、為人母的職責，也因為健康因素得休長假，無法工作。結果每天做療癒密碼三到五次、持續六週之後，我的健康狀態便戲劇性地好轉。開始操作療癒密碼十週後，我做了一次超音波檢查，結果顯示：類纖維瘤消失了！我請教醫生腫塊消失的原因，其中一位甚至說，連續兩年來，幫我判讀超音波檢查結果、確定我有類纖維瘤的放射科醫師的診斷是錯誤的。他無法解釋這神奇的療癒結果。過去一年來，我未曾服用甲狀腺藥物，也停用所有的處方藥，而且直到今天，我都沒有摘除任何一顆膽結石（兩年半前，我被告知膽囊裡長滿結石，必須動手術摘除）。開始做療癒密碼之後，我只有過一次膽

結石疼痛發作，而且是在剛開始做的時候。我現在飲食正常，狀況很好，精力、體力都恢復了，也每天不間斷地做療癒密碼。在此，我要向每個需要生理或情緒療癒的人推薦療癒密碼。

——珍妮佛

癌症、神經系統問題、憂鬱症

我被診斷罹患了癌症、神經系統失調與憂鬱症。做了療癒密碼之後，這些問題逐漸消失了。人體就像電腦一樣，只要指令正確，就能重新開機。

——艾尼斯提

慢性疲勞症候群、纖維肌痛症

在我所從事的領域，我是數一數二的成功人物，直到我出現嚴重症狀，被診斷罹患了慢性疲勞症候群及纖維肌痛症。兩年後，我幾乎臥床不起，疼痛持續不斷，必須吃許多藥，而且絕望無助。做了療癒密碼六個月之後，我完全不必服用任何藥物，徹底擺脫了纖維肌痛症這個無法治癒的毛病，而且感覺比確診之前更好，也重返職場了。簡單地說，我的生活回來了！

——佩蒂

自殺傾向憂鬱症

我有自殺傾向憂鬱症，於是家人被迫做出重大改變，因為他們很擔心我。我喪失活力，對人生毫無期待，覺得一切都像沉重無比的負擔。我的丈夫雖然是醫生，卻也無計可施。我們什麼方法都試過了，而當我聽到療癒密碼時，心裡雖然懷疑，但因為已經走投無路了，只好姑且一試。結果不到兩週，我的憂鬱症就完全消失了，不僅我自己無法相信，我身邊的每個人都不敢置信。現在我們全家人和幾位朋友都在做療癒密碼，有些人每天做，有些人只在有需要時才做。療癒密碼真的是一份來自上帝的禮物。

——瑪麗

夜驚

我兒子的夜驚問題已經持續十年了。大多數夜裡，他會因為做惡夢而尖叫醒來。我們會試著安撫他，但他其實還沒有真的清醒，也醒不過來。有時這種狀況會持續很久，搞得全家人又疲憊又痛苦。我們什麼方法都試過了——改變睡眠習慣、服用特殊草藥、禱告、看醫生，全都沒用！結果做了療癒密碼之後，我兒子的夜驚問題就痊癒了，而且從未復發。這已經是一年多前的事了，只要願意聽我說的人，我都會告訴他們：一定要試試療癒密碼，真的有效！

——大衛

開車恐懼症、恐慌發作

只要是在交通繁忙的街道上開車，我的恐懼症就會發作。我採用情緒釋放技巧治療過，卻發現每回陷入車陣中，恐懼症還是會發作，尤其是在夜間開車，開著開著就恐慌起來了，這很嚇人。後來我用療癒密碼處理這個問題。有一天在回家途中，我得冒著傾盆大雨，在伸手不見五指的山區開十個小時的車，我卻順利地回到家，一點也不覺得焦慮。自此我領悟到，恐懼症不只影響了我開車，在許多方面也化身為「表現焦慮」（意思是，當我必須在他人面前表現時，焦慮度會上升），成為我生活的一部分。而現在，我發現自己在生活的各個領域都很輕鬆自在了。

——瑪麗安娜

被遺棄的心結

做療癒密碼才短短數週，我就改變了。我現在可以自在地與人交談，表達自己的想法。對有些人來說，這是微不足道的小事，但對我而言可是一大進步。我這一生都在處理被遺棄的心結，總是擔心如果說錯什麼話，可能會惹得他人不快，因而遠離我、忽視我，或者不看我、不聽我說話。這是一種被視而不見的恐懼，而療癒這樣的信念大幅改變了我的日常生活。

——泰瑞莎

完美主義

多年來，我飽受完美主義折磨，每說一句話都會替自己留退路，總是擔心別人在批判我。在找到與我的完美主義有關的畫面之後，我便操作療癒密碼來治療這個信念。結果改變還真大呀！我再也不害怕大聲說出自己心裡的話了。

——露西

心臟的破洞（卵圓孔閉鎖不全）合起來了

二〇〇七年九月，我經歷了一次暫時性腦缺血發作（俗稱小中風）。因為中風前三個月我已經開始做療癒密碼，所以恢復得很快，但來到醫院總免不了要做各種檢查，以查明中風原因。由於磁振造影結果顯示我的腦部有一些斑點，所以他們判斷我有過另一次沒被發現的小中風，是卵圓孔閉鎖不全引起的。簡單地說，就是我的左右心房之間破了個洞，導致未過濾的血液往上流至腦部，引發暫時性腦缺血發作。

過去要治療卵圓孔閉鎖不全，慣用的方法是植入一個小裝置「塞住」破洞，不過美國食品藥物管理局後來決定禁止這種手術方式，改用藥物（保栓通錠和阿斯匹靈）

治療。許多醫生並不贊成藥物療法，也正試著讓封堵裝置重獲許可。我被詢問是否願意加入一項臨床試驗，我同意了。於是，我進了「裝置組」。

這期間，我仍然不間斷地做療癒密碼。我告訴醫療人員，我知道他們無法相信我接下來要說的這番話，也可能會認為我瘋了，但萬一他們在動手植入封堵裝置時，發現我心臟破洞的狀況和他們預期的不同，那是因為我一直在做所謂的「療癒密碼」，而且破洞很可能已經閉合了。我聽過太多做了療癒密碼之後的驚人結果，所以我知道這是有可能發生的。

他們對我所說的話當然一笑置之。二〇〇八年一月，我到醫院接受手術。清醒之後，我問手術進行得如何，結果我的丈夫告訴我，因為我心臟的洞太小了，裝置塞不進去，於是那次的臨床試驗就把我除名了。

想當然耳，這件事讓醫療人員下不了台，但臨床試驗小組中的一位醫生在我之後去做追蹤檢查時，詢問我關於療癒密碼的資訊。他說：「行醫生涯中，我只聽過三、四個卵圓孔自動閉合的案例。」

醫生們仍然想知道是什麼原因導致暫時性腦缺血發作，他們認為是肺部動靜脈畸形造成的，於是做了檢查，結果顯示：「動靜脈畸形太小，無法辨識。」

我的主治醫師擁有醫學博士與整骨醫學博士學位，她為我「翻譯」檢查結果：「黛安，那表示你沒有動靜脈畸形的問題。」她說，唯一能解釋我的情形的說法，就是療癒密碼讓我痊癒。

在寫下這篇見證文章時，我持續操作療癒密碼這個簡單的方法已經兩年多了。大部分藥物我都不必再服用（我曾經服用保栓通錠，以及治療氣喘、過敏、膀胱過動症、胃酸逆流等疾病的藥物），骨質密度檢查也顯示我的骨質密度增加了（醫生說這很驚人）。至於療癒密碼對我的情緒有何影響，那是三天三夜也說不完的，只好暫且言盡於此。

——黛安

我們希望你特別注意這些見證所涵蓋的問題範圍，從重大健康問題，到人際關係、事業、高峰表現等，幾乎所有你想像得到的問題都囊括在內。

這不僅顯示療癒密碼能治療體內的能量頻率問題，也證實了祕密一的說法：所有健康問題都來自同一個根源。療癒密碼是一套量子物理學療癒系統，當它將破壞性能量頻率轉變爲健康頻率時，情緒與生理兩方面的問題都能痊癒。

爲什麼要利用量子物理學，而不是用化學製品（藥物）或營養品來治療壓力和能量問題呢？無論哪種方法，關鍵都在於從訊息到問題之間的傳遞狀況。化學製品與營養品是以每秒約一公分的速度在分子之間傳遞，每次傳遞都會遺失一些；而藉由能量傳遞訊息的速度將近每秒三十萬公里，且傳遞途中幾乎不會遺失任何訊息。

能量淩駕遺傳

某天，我接到一位女士來電，告訴我她兒子的故事，聽了眞叫人揪心。她兒子叫作克里斯多夫，六個月大的時候即被診斷出血癌，之後經歷的大小手術、化療、放射線治療，以及服用的藥物，可能比十個普通人一輩子加起來還多。他的母親梅麗莎在二○○四年打電話給我，當時克里斯多夫大約十一、二歲。他們因爲又開始在兒子身上看見熟悉的症狀，因此感到憂心。克里斯多夫經常嘔吐，而且幾乎一吐就停不下來，另外還有日益嚴重的疝氣問題，讓他很不舒服。他總是覺得疲憊，眼睛下方老掛著黑眼圈。梅麗莎說：「我們要去他六個月大開始就在那裡接受治療的醫院做檢查，我很擔心結果不知如何。」

因爲距離他們去接受檢查還有十二天，於是我立刻寄療癒密碼給她。從那天起，梅麗莎和克里斯多夫就開始做療癒密碼，而且不間斷地做了十二天。克里斯多夫覺得自己的狀況持續好轉，不再嘔吐，黑眼圈消失，體力也恢復了。梅麗莎說他眼中的光彩回來了。到了第十二天，她相信克里斯多夫已經痊癒了。

這件事情過後不久，我在他們家附近舉辦研討會。研討會結束時，有位小帥哥走向我，手裡拿著一些文件對我說：「洛伊德博士，我是克里斯多夫，想讓你看看我的檢驗報告。」我一項一項看過去，發現磁振造影、電腦斷層掃描、血液檢查、上下消化道攝影等檢查結果都是百分之百正常。他不再嘔吐，疝氣也痊癒了，一切都很完美！幾個月後，梅麗莎寄給我們一段見證影片。在影片中，她強忍喜悅的淚水，將克里斯多夫摟在懷中，然後把手放在一大疊帳單上，說道：「這是金額一百多萬美元的醫療費帳單。花了一百萬美元都做不到的事，療癒密碼卻做到了。」

這麼嚴重的疾病，在生理上、構造上和遺傳上有著如此明確的病史……這究竟是怎麼辦到的？只要能消除壓力，幾乎任何問題都能解決。我們是透過檢測破壞性能量頻率的方式來測量壓力，當破壞性能量頻率消失時，壓力也就解除了。史丹佛大學及位於加州的心數研究院所進行的研究都指出，只要能消除壓力，往往連遺傳問題都能痊癒。

以克里斯多夫的情況爲例，他的大腦因爲某種原因而發送警報頻率，讓身體在不必要的時候進入壓力模式，久而久之，這種狀況便顯現爲血癌及他身上的其他生理問題。療癒密碼從未「治療」他的血癌、嘔吐、疝氣、活力喪失或任何其他問題，療癒密碼所做的，只是阻止壓力訊號（一種能量頻率）繼續傳送，讓克里斯多夫可以消除神經系統中的壓力。這就是他能夠奇蹟般痊癒的原因。當一開始就不該傳送的訊號被中斷之後，體內的壓力反應也隨之停止，然後就會出現這樣的療癒結果。壓力最早關閉的是療癒與免疫系統，當這兩個系統再度開啓或功能調高時，幾乎任何問題都能解決。療癒密碼並未治癒克里斯多夫，治好他的，是他自己的免疫系統。

出乎意料的療癒結果

文案大師喬．舒格曼曾經邀請我和班前往夏威夷演講（他在那裡開了一家報社）。剛開始做療癒密碼時，他對我們說：「這些年來，我不斷邀請自然療法和健康領域的專家來演講，雖然在其他人身上看到許多奇蹟般的結果，卻絲毫無助於我自己的健康問題。」他的問題是某次車禍遺留下來的慢性足部疼痛。喬明顯跛腳，睡不安穩，疼痛也幾乎不曾停歇。

他問我：「你認為療癒密碼對我的腳有幫助嗎？」我向他解釋：「療癒密碼不處理腳的問題，而是針對體內的壓力源。」於是喬開始做療癒密碼。約三個月之後，他寫信告訴我們，操作療癒密碼不到三週，他的腳痛就完完全全、百分之百地消失了，而且是徹底痊癒，從未復發。他也提到，有些他並未真正處理的問題也同時被療癒了，而且之前的療法對那些問題完全無效。最重要、甚至比他的腳痊癒還重要的，是不可思議的情緒療癒，原本困擾他大半生的問題都消失了，這是他在做療癒密碼之前從未體驗過的。

現在讓我們複習一下之前的內容：

祕密一：**幾乎所有健康問題都出自同一源頭**，而療癒密碼能治療這個根源，主流醫學的診斷檢測方法也證實了這一點。

祕密二：根據許多當代最有智慧的人的說法，**沒有任何一種問題不是能量問題**。療癒密碼解決的就是能量問題，這一點可從各式各樣的見證故事中被證實——幾乎任何想像得到的問題，療癒密碼都能治癒。

接下來，我們要繼續探討祕密三。

第三章

祕密三：心病是療癒的控制機制

我們曾在祕密二告訴你，稍後才會學到壓力的起源。希望你沒先跳到這一章，否則你就錯過一些很棒的資訊了。現在，答案就在這裡，這是最重要的一點，也的確是我們寫這本書的原因。我們將告訴你體內壓力的成因。許多年來，我們都知道、也一直在談論這件事，但現在有科學根據了。

這個科學根據就是細胞記憶。

這不僅是數十年來健康科學拼圖裡缺少的那一片，對我自己（班）和我的病人來說也是。這些年來，我辦過許多場關於癌症成因的演講。癌症成因包括情緒問題、重金屬、病毒、細胞缺氧、代謝性酸中毒等，我通常把情緒問題列在最後面，原因如下：一、沒有人願意承認自己有情緒問題；二、就算承認，也不會想聊這方面的事；三、現在的醫學仍無法有效地處理情緒問題，藥物只能掩蓋症狀，無法眞正幫上忙，談話治療則往往愈談愈糟，因爲這反而會揭開身體一直試著療癒的舊瘡疤。

我開設的癌症另類療法診所可以處理病毒、酸鹼平衡、重金屬等問題，然而，縱使我有心理學碩士學位，也聘請了一位治療師，卻仍舊無法處理情緒問題。

我還清楚記得情緒問題的重要性在我腦海中明朗化的那一天。有位甜美的年輕女性因爲罹患乳癌而到我的診所來看診，治療的結果相當成功，電腦斷層掃描、腫瘤標記及理學檢查等結果都顯示腫瘤完全消失了。儘管如此，這位病人還是去世了，因爲她生命中有個她解決不了的重大情緒問題。她丈夫的控制欲很強，雖然家境富裕，她卻連一張信用卡或一本支票簿都沒有。無論她需要或想要什麼，都得開口向丈夫要，有時甚至必須苦苦哀求。不過有一件事是她丈夫無法掌控的，就是她的生死。於是，她選擇用她能找到的唯一方式，來展現自己的控制力。

就在尋覓能幫助病人治療情緒問題的方法之際，我自己的身體狀況卻出了問題——二〇〇四年，有兩位醫生診斷我罹患了漸凍人症。鄰居的房子著火是一回事，你頂多覺得可怕，自己的房子發生火災，可就是另一回事了，你會感到驚慌失措。我在作者序裡已經提過療癒密碼治好我的漸凍人症的故事，也描述了這個療法在科學上說服我的過程，在此不再贅述。我只能說，療癒密碼令我印象深刻。

細胞記憶是療癒的關鍵

那麼，這個完美的密碼、這個不可思議的技巧是什麼？其實，我們的重點甚至不在漸凍人症，而是專注於某些源自童年時期的細胞記憶。我的一生從未經歷過任何重大創傷——我未曾遭受性虐待，從不知挨打爲何物，也可以用人格擔保我從來沒餓過一餐；我還養過一匹小馬，有一隻泰迪熊；父母沒有離婚，也不吵架。儘管如此，還是有一些「錯誤程式」正在傳送壓力訊號到我的細胞，讓我生病。

無獨有偶，美國各大醫學院都曾經發表研究結果，指出這種細胞記憶極可能是健康與療癒領域拼圖所缺少的那一片。西南大學醫學院的研究下了這樣的結論：將來治癒不治之症的最大希望，很有可能就在於找到一種療癒細胞記憶的方法。倘若眞的發現了這種解決方法，「或許就能永遠修復細胞」。此話怎講？因爲這似乎是人體每個細胞的療癒控制機制。

何謂細胞記憶？就是儲存在細胞裡的記憶。哪些細胞？所有細胞。

多年來，科學界始終相信記憶被儲存在腦部。爲了確認記憶儲存在腦部的哪個區塊，科學家幾乎把大腦的每個部分都切除了，結果，猜猜看發生了什麼事？絕大部分的記憶依舊完好無缺！即使可以透過刺激腦部的不同區塊來叫出記憶，例如當大腦的愉悅中樞受到刺激時，能喚醒愉快的記憶，然而眞正儲存記憶的地方似乎並不限於腦部。

那麼，這些記憶儲存在何處？醫學界開始從事器官移植，或許是第一次發現這個問題的答案之時。根據資料記載，許多接受器官移植的人會開始出現器官捐贈者的思想、感覺、夢境、個性，甚至食物偏好。因此，今天有許多科學家相信記憶被儲存在全身各處的細胞內，而非局限於某個特定區域。

細胞記憶與破壞性能量頻率產生共鳴，在體內製造壓力。西南大學醫學院就曾發表一份指標性的研究報告，指出人體的療癒控制機制很可能就是身體的細胞記憶，而且不只人類如此，所有動植物都一樣。研究人員發現，有機體的健康狀況會隨著本身的細胞記憶而改變。帶著破壞性細胞記憶的人類、動物或植物，即使身處良好的環境，也會掙扎、痛苦；而擁有健康細胞記憶的人即使面對艱困的環境，也能成長茁壯、脫穎而出。西南大學在發表這份研究報告時，使用了以下比喻：「細胞記憶就像小張的便利貼，告訴細胞該做什麼事。只有當破壞性細胞記憶存在時，這些小便利貼才會叫細胞從事錯誤的行爲。」

細胞記憶與「心病」

根據立普頓博士的說法，這些小便利貼要細胞去做的「錯誤行爲」，就是在不必要時進入壓力模式，而啓動人體壓力反應的，是錯誤信念。這些錯誤信念埋藏在大腦的衆多控制中心，以及構成意識與潛意識的細胞記憶裡。

這些細胞記憶及錯誤信念，與所羅門王在三千多年前所說的是同一件事：心病是生命中所有問題——包括生理、人際關係，甚至成敗問題——的根源。

多年來，心數研究院進行的另類臨床研究傲視全球，其中一項研究令人難以置信，但結果可是千眞萬確。研究人員把人類ＤＮＡ放入試管中，請受測者雙手握住試管，然後指示他們去想痛苦的事，也就是要讓他們喚起破壞性記憶。等受測者依照指示做了之後，研究人員便取出試管中的ＤＮＡ來檢驗，結果發現ＤＮＡ眞的受到損害。

接下來，研究人員再將同樣的ＤＮＡ放入試管中，然後請受測者雙手握住試管，不過這次改爲指示他們回想美好、快樂的事——這麼做的同時，不可能不喚起美好的記憶。之後研究人員取出試管中的ＤＮＡ來檢驗，發現這麼做對ＤＮＡ產生了療癒效果。這表示，讓破壞性記憶變得活躍，似乎會損壞ＤＮＡ，但啓動健康記憶卻可能眞正療癒ＤＮＡ。

紐約大學醫學中心的約翰．薩諾博士是舉世聞名的疼痛和身心失調方面的專家，他認爲造成慢性疼痛與其他各種疾病的，是潛意識中受到壓抑的怒氣與憤怒。他說：「你並不知道自己體內有這種怒氣，因爲你並未意識到它的存在。」這種怒氣與憤怒深植在細胞記憶裡，也正是心數研究院在實驗時發現能損害ＤＮＡ的事物。

另外，加州大學洛杉磯分校的兒童醫院也曾研究發現，孩子的慢性疼痛與疾病可能是由父母的焦慮造成的；換句話說，父母的壓力製造了破壞性細胞記憶，最後顯現爲孩子身上的壓力。我們可以看到，與細胞記憶有關的研究正不斷出現。

爲何正面思考無法療癒細胞記憶？

看過心數研究院的研究結果之後，你可能會感到疑惑：「只要想著快樂的事，就能療癒所有細胞記憶嗎？」很遺憾地，我必須告訴你，答案是「不能」，因爲潛意識裡有防止這些記憶被療癒的機制。不過現在討論這一點還言之過早，到了祕密四會更詳細地說明這件事。

我們的記憶是控制健康的機制，這是至少一百年來的心理學基礎。而這個觀念開始被科學證實，是因爲第一次世界大戰結束時，美國年輕士兵帶著傷從戰場歸國，不過他們的傷並非身體上的傷，而是一種被稱爲「砲彈休克」的症狀——這是由過度的壓力（例如砲彈在附近爆炸）所引起的反應，會出現疲勞、反應遲鈍，甚至無法認清周遭現實環境等狀況。有史以來，我們第一次了解到心理上的問題也會讓人生病。

提到記憶，可能會讓人聯想到諮商與心理治療，這兩種方法通常表示必須再次沉湎於過去的垃圾之中。或許有些人認爲「那會讓我沮喪、心煩」或「我厭倦了處理那些事」，許多男士可能會說：「諮商或心理治療之類的，我根本連去都不想去。」有了療癒密碼之後，也就沒有去的必要了。就像有慢性足部疼痛問題的喬一樣，你可以先用療癒密碼處理最困擾自己的事，讓療癒密碼爲你治療那些細胞記憶。而比腳痛痊癒更重要的是，喬的情緒生活也隨之轉變了，不過請注意：他並未特別處理情緒方面的問題。

若希望療癒效果一直持續下去，就必須治療破壞性細胞記憶。這個道理不說自明。每個人的生命中都充斥著數不清的憤怒、悲傷、恐懼、困惑、愧疚、無助、絕望、一無是處等記憶，而體內存在著這麼多負面情感卻不必付出代價，是不大可能的，其代價就是健康、事業和人際關係等。我們不能只治療症狀，而是必須療癒問題根源。如果只對付症狀，問題很可能再度出現，或者同時出現兩種問題，因爲原本引發症狀的原因仍未消除。而你想改變的問題根源，就是破壞性細胞記憶。

具備上述觀念之後，要怎麼找出與自己的問題相關的細胞記憶？此外，我們又該如何療癒這些記憶？

爲何事情愈「處理」愈糟？

數十年來，心理學界一直試圖尋找療癒破壞性記憶的方法，但最近有些研究指出，一再地談論心理問題，反而會使情況惡化。

療癒密碼能自動治療破壞性細胞記憶，而且所用的方法並非訓練你從不同角度思考自己的問題（這種方法稱爲「重新建構」），也不是藉由平衡腦部化學物質來讓人痊癒，因爲化學不平衡是症狀，不是問題根源。療癒密碼不會要你每次受問題所擾時，就轉念去想別的事，試圖以這種方式療癒自己。上述方法我統稱爲「處理」。處理表示問題還在那裡，你只不過學到一種更積極的方式來處理痛苦，但大家眞正想要的是讓痛苦銷聲匿跡。療癒密碼是一種眞正存在體內的生理機制，當這個機制被開啓時，能將破壞性細胞記憶的能量模式轉爲健康模式，此時人體的壓力反應就會被關閉或調低。這並不表示這份記憶從此消失無蹤，它依然存在，只是不再有害。

問題出在：**處理等同於壓力**。如果某種處理問題的機制反而造成壓力，那就是適得其反了。現在就來說明一下。

我們的身心每天都必須處理一連串的事情，也需要一定的能量來做這些事。這些必要事務分爲「非做不可的事」「需要做的事」和「想要做的事」三類。「非做不可的事」包括呼吸和心跳；「需要做的事」就像消化、排除廢棄物、清潔血液、免疫功能等等；「想要做的事」則是修復工作、解決舊有的破壞性記憶之類的。如果可供人體使用的能量變少，就必須刪除清單上的事項，從最不急迫的開始刪起，而免疫與療癒系統功能幾乎一定會在刪除之列。

你知道嗎？持續壓抑破壞性記憶需要大量能量，而且是一直都需要。這些記憶每時每刻都必須被抑制住，因此，爲了活下去所需的能量有一大部分持續被消耗在壓抑細胞記憶這件事情上。如果你腦筋動得夠快，可能已經猜到這表示健康、人際關係或事業方面會出問題。事實上，之前提過的薩諾博士從他的研究中證實，壓抑破壞性細胞記憶將引發成人的慢性疼痛與長期健康問題。壓抑的過程會不斷製造壓力，最後就會有某樣東西斷裂。薩諾博士、西南大學醫學院和史丹佛大學醫學院的研究都同意：治療而非壓抑（就是所謂的「處理」）這些記憶，才能讓人恢復健康。

數十年來，我們一直相信處理破壞性細胞記憶可以避開傷害性影響，但最近的研究卻證實這是一項致命的錯誤認知。無論在意識層次上是否記得，細胞記憶都具有破壞力。

「療癒」的意義是什麼？

療癒細胞記憶對你來說意義何在？這表示你將不再感受到負面信念、憤怒、沮喪、憎惡、愧疚、絕望，以及其他有害的情緒。

我們能證明這件事嗎？當然可以，證據就在於各式各樣不斷（而且通常很快）出現的見證。使用療癒密碼的人告訴我們，他們的破壞性感覺與信念，以及恐懼、憤怒、憎惡等所有負面情緒都迅速被療癒了，而且效果持久。經常有人在做了療癒密碼之後告訴我們，幾分鐘到幾天的時間內，他們就解決了與某位家人長達十年、十五年、二十年或更多年的問題；經常有人告訴我們，過去數十年來，他們試遍了各種方法，卻始終無法得到自己想要的結果。為什麼這是證據？因爲我們所體驗到的破壞性感覺與信念來自記憶，而只有當根源處的記憶被療癒時，這些感覺與信念才能痊癒。

有位叫艾曼達的女士來電告訴我她使用療癒密碼的經驗。她與母親之間有情緒虐待的問題，她母親極度挑剔、負面、嚴苛，又有完美主義；簡單來說，當她還是個小女孩時，覺得自己一無是處、笨拙無能，幾乎做什麼事都怕。結果她自己也變成一位完美主義者，因爲她的潛在信念是：唯有當她每件事都做對時，才會有人愛她（完美主義者通常都會這樣想）。

艾曼達的日子過得一團糟。即使參加選美比賽獲獎無數，她還是覺得自己很醜；即使她是個很棒的廚師，大家都對她的廚藝讚不絕口，她還是覺得自己煮的東西很難吃；當一切都很順利時，她總覺得還有哪裡不夠好，更何況天有不測風雲；假使局勢惡劣，就正好證明了她的認知正確；她工作得筋疲力竭，恨不得立刻休假，但才剛放假一天，她就無法好好享受剩餘的假期，因爲她擔心六天後假期就要結束了。

艾曼達不喜歡性，原因有幾個，其中之一是她沒有完美的身材，所以別人肯定會拒絕她（雖然這種事從未發生）。而且她有必要和另一個人變得這麼親密嗎？讓別人接近自己，只會在感情變調時受創更重。她覺得憂鬱，充滿焦慮，困惑如影隨形，經常連到哪裡吃午餐這種小事都決定不了。她把這一切全怪罪到自己頭上，畢竟她從未遭遇虐待、挨打、強暴之類可怕的事，而且大家都覺得她母親很棒，但這些都改變不了她正活在由自己的感覺、思想和信念所打造的可怕牢籠裡這個事實。

在接觸療癒密碼之前，艾曼達已經花了數十年的時間嘗試過各式各樣的方法：諮商、心理治療、內在探索、宗教、藥物、營養品、個人成長研討會、電視購物等。她說，當她拿到療癒密碼時，還以爲自己和母親之間的問題早已解決，至少童年時期發生的事情是如此，畢竟她已經耗費了數萬美元和數十年光陰，才讓自己擁有穩定的工作、婚姻和家庭，也過著適應良好的生活。沒想到，等她開始做療癒密碼之後，一而再、再而三出現的，竟然是與母親有關的童年記憶。

療癒密碼並非諮商或心理治療。不，你不必回想、挖掘自己的過去，然而在記憶被療癒之際，有時我們會感覺到某些事情正在痊癒。這就是發生在艾曼達身上的事。操作療癒密碼約一個月後，她的負面想法、感覺、信念、焦慮、完美主義全部一掃而空，全數殲滅，消失無蹤！她打電話問我是不是有人像她一樣，耗費大量的金錢和精力，滿心以爲問題解決了，其實問題根本還在那裡。做療癒密碼時，艾曼達明顯感受到自己的問題尚未解決。當那些記憶因療癒密碼而浮上意識表面時，她有一種相應的輕鬆感、療癒感或解脫感，一種讓她明白問題正在解決的感受。一個月後，她知道自己那些記憶都被治癒了。

處理並非療癒

你看，我們很容易把處理和療癒混爲一談。在我從事諮商與心理治療工作時，幾乎從未發生過療癒這回事，但我很擅長教人處理問題。事實上，這正是大多數諮商師與心理治療師的強項。對使用各式各樣處理機制的人來說，這代表些什麼？這表示你終其一生都擺脫不了自身問題的垃圾，但學會了每當這些垃圾發臭時，就灑些香水在上頭，試圖讓這些問題不再嚴重地困擾你。我甚至聽過有些諮商師或心理治療師在個案學會處理方法之後，對他們說：

「你的問題已經解決了。」畢竟這些人是專家，因此多數人傾向相信他們的話。倘若問題眞的解決了，那麼所有連帶的問題也應該一併解決了才對，而你已經在這本書裡讀到，潛在的細胞記憶才是生理健康問題的根源。因此如果療癒眞的發生了，那麼所有問題都應該解決了才是——不只情緒、感覺、信念，而是連帶的生理問題都該隨之痊癒。

療癒密碼能治療細胞記憶，而當細胞記憶被療癒時，細胞的能量問題也會跟著解決，然後健康問題就消失無蹤了。

現在已經介紹完前三大祕密，就讓我們花一點點時間來回顧一下。

祕密一：**疾病與病痛的唯一成因就是壓力**。療癒密碼確實能消除壓力，證據就是史無前例的心率變異度檢測結果，而心率變異度是測量自律神經系統壓力平衡狀態的黃金標準。

祕密二：**沒有任何一種問題不是能量問題**。只要可以療癒能量問題，就能解決任何因之而起的人生問題。療癒密碼是一套量子物理學療癒系統，能改變體內的能量模式，證據就是無數人提到自己的問題得以解決，包括重大疾病、人際關係、事業、成功等方面的一切大小事。

祕密三：**心病**（現代科學對心病有許多稱呼，包括細胞記憶、無意識、潛意識等）**是控制健康的機制，能與破壞性能量頻率發生共鳴，製造壓力**。療癒密碼可以治療破壞性細胞記憶，證據就是它能療癒破壞性感覺、信念、態度和思維。

以上三個祕密又是如何環環相扣的？心病引起破壞性能量頻率，破壞性能量頻率製造了壓力，而壓力是所有生理與情緒問題的唯一根源。因此，只要能治癒心病，幾乎就能解決人生中的任何問題。

知道控制健康的是心病，對療癒是有幫助的，不過這張拼圖還有更多玩意兒。「很好，我知道有細胞記憶這回事了，但我該如何找到並治癒這些記憶？它們在哪裡？」

這個問題帶我們進入祕密四。

第四章

祕密四：重組人體硬碟，療癒細胞記憶

電腦硬碟是儲存所有資料的地方，事實上，存在電腦裡的資料不能大於硬碟容量。所有文字檔、信件、文件、電子郵件等都記錄在硬碟裡，即使檔案被刪除了，也可以帶著硬碟去找電腦專家，只要有適當的設備和正確的知識，通常還是能找回那個檔案。

在人體這部電腦裡，曾經發生在你身上的一切都被儲存爲記憶，這是心理學基本概念。即使你的意識並不記得這件事，即使事發當時你的心思正放在別處而渾然未覺，它仍舊會被記錄下來。許多文獻資料都顯示，進入催眠狀態或正在動腦部手術的人，當大腦的某些區域受到刺激時，會想起遠至子宮時期的事——一些他們從未意識到或長久以來未曾察覺的事。

在所有記憶當中（也就是發生在我們身上的每件事的紀錄），百分之九十以上會被歸到無意識或潛意識領域，表示這些事很難或不可能被想起，包括出生、第一次沐浴，以及剛學會走路就不小心弄倒母親的玻璃花瓶，結果花瓶掉到地上摔碎了。另外大約百分之十的記憶是有意識的，代表只要努力便能回想起來，包括今天午餐吃了什麼、高一時舉辦的生日派對、拿到駕照的情景、第一次約會、娶妻生子之類的大小事。

心理學通常會舉冰山爲例，說明被記錄在意識與潛意識的記憶之間的關係，如下圖所示。冰山代表百分之百的記憶，水面上的百分之十表示意識記憶，水面下的百分之九十則代表無意識或潛意識記憶。

本書將無意識與潛意識記憶統稱爲「心」。

記憶在哪裡？

之前說過，科學界過去相信記憶儲存在腦部，但最新的研究似乎顯示，記憶其實儲存在遍

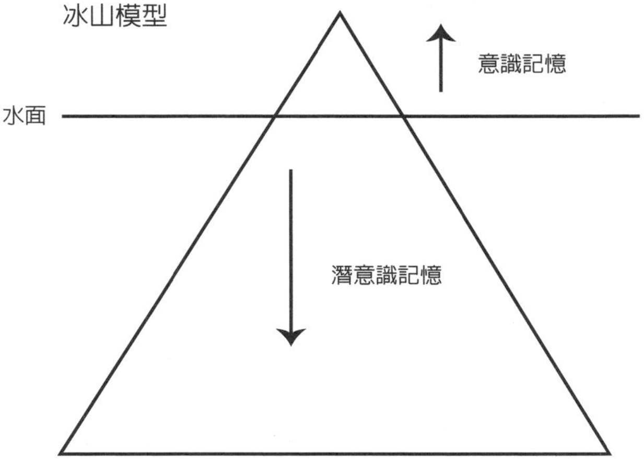

布全身各處的細胞裡。這些記憶並非肌肉與血液，而是儲存在細胞裡的能量。這就是爲什麼我們無法在任何人體組織裡找到這些記憶的原因，因爲它們並不是以生理組織的形式存在。記不記得祕密二提過，愛因斯坦用$E=mc^2$證明萬事萬物皆可歸納爲能量？這當然也包括人類記憶。記憶的本質是一種能量模式，但實際上的記憶卻是影像。

皮爾斯．郝爾德博士在他的著作《大腦使用手冊》（*The Owner's Manual for the Brain*）中提到，除了一出生就失明的人，所有資料皆以影像的形式儲存在記憶裡，也以影像的方式被回想起來。

瑞奇．葛倫博士也在他的著作《蛻變》（*Transform*）中斷言，所有資料皆以影像的形式被儲存起來，而人體能量場的混亂可追溯至某個破壞性影像。葛倫博士繼續說明，只要治癒這個破壞性影像，即可在體內創造永恆的療癒效果——若想治癒在祕密三裡提到的細胞記憶，就一定要了解這一點。

立普頓博士進一步解釋人體就像一部照相機，無論環境中有哪些訊號，都會被鏡頭擷取下來。照相機看見某樣東西，然後鏡頭擷取這樣東西，在底片上形成一個光影色澤與原物互補的影像。照相機一定會將在環境中發現的事物製成一個互補色影像。

「其實生物學也是同樣的道理。細胞就像照相機，而細胞膜就是鏡頭，無論環境中有什麼，細胞膜都會像鏡頭般收錄影像，並將影像傳送到資料庫所在的細胞核，也就是儲存影像的地方。

「結果，當你睜開眼睛時，看到的影像是什麼？」

重點是，你在外界看到或以爲自己看到的事物，其實主要取決於你的內在被設定了哪些程式。

記憶以影像的形式被憶起

所有資料，以及發生在我們身上的每件事，都被編碼成細胞記憶，其中有些帶著破壞性錯誤信念，導致人體壓力反應在不必要時啓動，繼而關閉免疫系統，造成人生中的各種問題。這些細胞記憶的本質是體內的破壞性能量模式，以影像的形式儲存在體內，也以影像的形式被憶起。

此觀念可用一個非常簡單的例子來說明。當你想到聖誕節時，會發生些什麼？是不是想起某一次聖誕節，或某幾次聖誕節的零星片段？你又是如何想起這些事的？你看見什麼了嗎？你是否在心眼裡看見某些人的臉孔、看見一棵聖誕樹，或是看見禮物？

現在再試一次。當你想到「失望」這件事情時，會發生什麼狀況？是不是想起了生活中某些令你失望的事？那你是如何想起這些事情的？你看見這些事了嗎？即使無法在腦中看見畫面或圖像，通常也會想起並描述出顏色、形狀、物體或其他視覺元素。實際上，我們所做的每一件事，在腦海中都會有影像。做任何事情之前，無論是泡茶、上廁所或規畫整座城市，腦子裡都會先出現影像。每個念頭的本質都是影像，那影像的本質又是什麼？是組織、骨頭，還是血液？都不是，記憶與影像的本質是能量頻率。影像是心的語言。

這個簡單的練習正在輕敲你的意識或潛意識，喚起你往日的記憶。沒錯，你看見了這些回憶，但心裡是否也產生了某些感覺？當你想到聖誕節時，覺得快樂嗎？是否不知不覺中微笑了一下？你是不是記起了生命中一段溫馨、美好的時光？你是否聞到了煎培根的香味，或是松樹、蛋酒或肉桂的味道？而當你想起某個令你失望的回憶時，是不是覺得胸口悶悶的，或者有些不舒服？

之前在祕密三提過，心數研究院的研究證實：倘若不斷想起痛苦、悲傷、沮喪、憤怒的回憶，而且長期陷在這些記憶裡，非但情緒會很糟，也會眞的開始讓身體進入祕密一討論過的壓力反應，日子一久就會眞的生病。

水面下的問題

如果是你的意識在思考，就可以選擇是否要去想那些美好、快樂、健康的念頭與回憶；但假如是潛意識在思考，你便無法選擇要想到哪些事，因爲潛意識有自己的意念。潛意識透過「聯想」這個方式運作，因此想到聖誕節時，如果對聖誕節存有一些非常負面的記憶，潛意識便可能重新啓動那些負面的聖誕節回憶，然後你的心情就會莫名其妙地變糟。這種事隨時都在發生。

我每天都聽見有人說這樣的話：「我動不動就生氣，卻不知道爲什麼，不過這種情形已經很久了。」「我很難過，卻不知道自己在難過什麼，不明白爲什麼會這樣。」或「每次有升遷機會，我好像就會故意破壞自己的工作表現。我彷佛是自己的頭號敵人，卻又不知道是怎麼回事。」之所以會發生這些事，是因爲潛意識的記憶被重新啓動了，而你所感受到的，是最原始那次記憶的情緒。這顯然會在生活中製造問題，祕密五會更深入地探討這件事。

祕密四的核心事實是：發生在你身上的每件事都會被記錄下來，能夠存取的紀錄，我們稱之爲「意識記憶」，無法存取的則被稱爲「無意識記憶」或「潛意識記憶」。這些記憶被編碼成圖像或影像，而啓動人體壓力反應的，則是含有錯誤信念的圖像。誠如立普頓博士所言，錯誤信念「讓人擔心根本不必擔心的事」。

有些人一天到晚都在納悶：「我爲什麼會在不該生氣的時候生氣？我明明想減肥，爲什麼會在不該吃或眞的不想吃的時候吃東西？我爲什麼會有一些自己眞的不想有的念頭？我希望自己想到的是美好、健康、正面的事情啊！爲什麼我似乎無法解決這個與自己的想法、感覺及行爲有關的問題？」如果你是這種人，問題就出在你的硬碟。

用療癒密碼重組你的人體硬碟

人體硬碟處理的是細胞記憶，而不完整的檔案可能會讓硬碟中毒。療癒密碼是一種不必進行諮商、不必接受心理治療、不必服藥或接受藥物治療，就可以重組人體硬碟的方法。這套系統一直存在人體之內，卻直到二〇〇一年才被發現。它不是針灸、手印、脈輪或瑜伽之類的方法，而是一項嶄新的發現，且經過主流醫學的檢測方式驗證（祕密一已經提過這一點）。

此時此刻，無論你內在有什麼樣的問題，都是以影像、以能量模式的形式存在，因此唯一能夠治療這些問題的方法，就是利用另一種能量模式。

療癒密碼能治療破壞性能量頻率，消除編碼在細胞記憶裡的錯誤信念，也因此可以療癒細胞記憶和它的破壞性能量模式，讓人相信眞相，不再沒來由地擔心某些事。於是，我們便從源頭修復了造成問題的事物，重組人體硬碟、治癒記憶了。這就是療癒密碼所做的事，也因此它是一項創舉，因為過去從來沒有任何方法做得到。操作療癒密碼一般費時約六分鐘，因此不是一件很難辦到或耗時太久的事，連在床上或躺椅上都可以做。有人說他們在得來速窗口等漢堡的時候會做療癒密碼，我們並不建議這麼做，不過療癒密碼就是如此簡單。

事實上，《心靈雞湯》（*Chicken Soup for the Soul*）的作者之一馬克．韓森曾公開表示，他相信療癒密碼可能是解決美國健康照護領域危機的唯一方法。他告訴我們，在說服大衆嘗試療癒密碼時，最大的問題在於療癒密碼太簡單了，簡單到大家可能不會相信它能爲人生帶來這麼有意義的改變。

大約兩週前，我十幾歲的兒子得了流行性感冒，覺得很不舒服，於是我要他對自己做某個療癒密碼。幾個小時之後，他覺得自己完全恢復健康了。而班的女兒從七歲就開始做療癒密碼，完全不必他人協助。療癒密碼就是這麼簡單！

讓我們複習一下目前提到的幾個祕密：

祕密一：**壓力是所有疾病與病痛的成因**。

祕密二：**萬事萬物皆爲能量**。

祕密三：**心病控制健康**。

祕密四：**所有的記憶都是能量，以影像的形式被儲存和回想，其中百分之九十是潛意識記憶**。

所以，現在就重組你的人體硬碟，並在這個過程中改變自己的人生吧！無論是否使用療癒密碼，只要想在生命中創造恆久持續的療癒效果，就一定要找到某種治療細胞記憶的方法，而所謂細胞記憶，就是製造問題的心病。

第五章

祕密五：你的人體防毒程式可能會讓你生病

多數人的電腦都有防毒程式，人體硬碟、意識和潛意識也一樣，我所謂的「心」更是如此。人一生下來就有防毒程式，目的在確保避開會傷害自己的經驗，讓我們在生理上與情緒上都不會受傷。當人生累積了愈來愈多負面經驗時，這個防毒程式也會增加愈來愈多的「病毒定義」，就像電腦防毒程式探測到新病毒時所做的一樣。

人體硬碟裡的防毒程式屬於刺激/反應程式，基本上是一種趨樂避苦的本能，在我們生活、學習的同時，人體的防毒程式也發展出愈來愈多定義與區別。小孩子不像大人那麼常使用邏輯來思考，因此他們的行爲主要是根據痛苦/快樂原則。如果有位很親切的成人面帶微笑、以輕柔的語調對小寶寶說話，寶寶就會覺得很快樂，也會被這位成人吸引；假如讓寶寶嘗一小口冰淇淋，你會看到他們臉上出現「這是什麼？我還要！」的表情。每個人都有這種愉快的早期記憶，也會有痛苦的記憶，無論這痛苦是來自無法得到自己想要的快樂（例如沒吃到冰淇淋），或是眞正的疼痛（例如摸到滾燙的鍋子）。小孩子從快樂或痛苦中學會追求或避開某樣事物。

然而，身爲成人的我們知道小孩子的反應未必有邏輯可言。他們也許會無止境地追求快樂的事物，例如冰淇淋或糖果，直到生病爲止，或者會逃避痛苦到無法享受生活的地步，例如因爲被蟲子咬過而整天擔心受怕。成人可能了解自己有些反應也不見得合乎邏輯，但我們或許不明白，在每一種情況中，我們的行爲同樣也是根據刺激／反應／趨樂避苦系統。

之所以無法輕易看出自己的行爲其實是一種反應，是因爲我們可能完全不知道引發反應的刺激物是什麼。這個刺激物一定是記憶，但有三種被編碼在記憶庫（硬碟）裡的記憶，我們可能完全無法憶起。縱使能回想起這些記憶，我們的反應似乎也不見得有道理可言。

這三種記憶分別是遺傳記憶、語言前與邏輯思考前記憶，以及創傷記憶，它們成爲刺激／反應保護程式的信念系統。

遺傳記憶

所有人都從父母那兒遺傳了細胞記憶，情況類似接受器官移植的人同時也接收了捐贈者的細胞記憶。我（班）相信，這些細胞記憶確實被編碼在每個細胞的ＤＮＡ裡。精卵結合受孕時創造出來的那個細胞，是兩性美妙的、奇蹟般的融合，從生理的角度來看是這樣，在非生理層面也是如此。所以，就像遺傳而來的DNA會被傳遞到下一代，讓強尼有了母親的眼睛和父親的下巴，他同時也接收了父母雙方的細胞記憶。

現在，稍微動一下腦筋就想得到，當強尼的父母還是個受精卵時，同樣的過程也在發生。這是否意味著單細胞小強尼也接收了母親那方的祖父母、曾祖父母，以及活在久遠年代裡的曾曾曾曾祖父母的細胞記憶呢？那是當然的。事實上，我（班）認為這些細胞記憶特別是透過白血球細胞的DNA傳遞的。現在，單細胞小強尼身上有了將來會長成婚禮上那位二十五歲的帥哥強尼所需的一切。這種生理上的遺傳很容易理解，但關於細胞記憶的討論就相對讓人感到陌生了。

這些遺傳來的細胞記憶有好有壞，還有介於好與壞之間的一切。而且，你想得沒錯，曾曾曾祖母的細胞記憶會在你體內被重新啓動，引發不必要的想法、感覺、行為，以及生理壓力。

別沮喪。你或許覺得自己「心理池」的水有些混濁，也覺得自己的選擇權和控制權似乎已從指間溜走，但事實上，希望依然無窮！只要使用療癒密碼，遺傳來的細胞記憶就和其他記憶一樣，都能被療癒，這一點之後會再詳細討論。不過，有件事一定要讓你知道：如果沒有療癒密碼，這個問題或許會變成一件令人沮喪、有時幾乎不可能處理的事。一個人的想法、信念和行為甚至可能不是源自他此生的經驗，像這種連自己都不知道它存在的問題是無法處理的。幸好我們已經研發出一種檢測方式，能找出連自己都不記得的記憶。

語言前與邏輯思考前記憶

在能夠理性思考或清楚說出自己的想法之前，我們的生命中就已經發生了許多事。這些記憶就像其他記憶一樣全都被記錄下來了，不過這些記憶是在事發時，當事人用他那個年齡的推理能力所記錄的。

事實上，出生後的前六年，我們是活在所謂的「德爾塔塞他」（Delta Theta）腦波狀態中。這表示當時的經驗是被直接植入大腦，而沒有透過更理性、更有意識的判斷機制來過濾，因爲當時尚未發展出這樣的能力。

嬰兒如果半夜因尿布濕、冷、髒而醒來，他會用盡全身力氣尖叫，才能驅走這討厭的感覺。但假如每次吵醒母親時，她都很生氣，因而用很粗暴的方式對待他，甚至可能傷害他，那麼過一陣子之後，這個小嬰兒也會想避免遭受如此痛苦的待遇。他不會知道母親工作得多辛苦、多疲憊不堪、心情多沮喪，因爲他年紀太小，不了解這些字詞的意思，也沒有這種概念。他只知道如果避開一種痛苦（讓人不舒服的尿布），就會遭受另一種痛苦（憤怒的母親）；另一方面，他又覺得自己有權保持乾爽潔淨，有權受到母親溫柔的對待，但他並不了解自己這些情緒，因爲他也沒有描述這樣的情緒所需的字彙或概念。不過，這些困惑都會被儲存為語言前記憶，在他有能力清楚說出自己的想法之後，每當他開口要求滿足自己的生理需求時，就可能勾起這些回憶；或者，每次他想從某位女性身上尋求慰藉或愛，或甚至每當他半夜醒來（尤其如果他一再經歷同樣的負面情境），就會觸動這些記憶。

「冰棒」記憶

我有個病人智商高達一八○，以優異的成績畢業於常春藤名校，在華爾街以其工作能力而為人稱道。她說她的健康狀況良好，卻有成功方面的問題：「我不斷破壞自己的事業。大家都說我應該是華爾街叱吒風雲的人物，但每次只差一步就能成功時，我卻總是有辦法把事情搞砸。」在做療癒密碼的過程中，她發現這一切都可追溯至她五、六歲時的某一次記憶。事情發生在某個夏日，母親給了姊姊一根冰棒，卻不肯給她。

你可能等著聽接下來的故事：冰棒被扔過來，擊中她兩眼之間，她往後倒在地上，頭部受重創，緊急送醫急救……不，並沒有發生這種事。完整的故事是：她母親給了姊姊一根冰棒，卻不肯給她，但其實母親還說：「姊姊午餐時表現得很好，等你也乖乖吃午餐的時候，就可以有一根冰棒了。」這樣看來，她母親有哪裡做錯嗎？絕對沒有。但那次的記憶卻透過頭腦、眼睛，以及一個五歲小女孩的推理能力，而被編碼記錄了下來。請注意，她當時處於德爾塔塞他腦波狀態，而這也是那個記憶被留存下來的方式。那次的記憶透過一個五歲小女孩的推理能力被植入潛意識裡，直到某樣東西改變或療癒它之前，那個記憶會永遠留在那裡。

這些語言前與邏輯思考前記憶會眞正成爲糾纏我們一生的「莫名恐懼」，而且有成千上萬之多。我們對這個世界的認知，有多少是在出生後的前三、四、五年學來的？答案是「很多很多」，而且這樣的認知是透過事發當時的眼睛、當時那個年紀的推理能力來編碼的。這些知識被記錄在德爾塔塞他腦波狀態裡，無法經由更高層次的推理能力處理。

無論這些記憶何時被重新啓動，都將重演五個月大或五歲大時的場景，而不是以三十歲成人的身分理性地思考這件事。

創傷記憶

可想而知，終其一生，每當有創傷事件發生時，就會被編碼記錄下來，不過有些創傷記憶是遺傳來的。

關於創傷記憶，有個很有意思的現象是：每當經歷創傷時，即使只是個小創傷，更高層次的理性思維都會出現某種程度的中斷。爲什麼呢？因爲當事人陷入了某種程度的休克狀態。如果見過有人休克（即使是在電視上看到），你就知道休克的人可能無法言語，也可能不知道自己置身何處，或不知道剛才發生了什麼事。接下來讓我舉例說明這個創傷過程是怎麼回事。約四年前，我收到一張超速罰單，決定去參加交通安全講習，因爲我不想留下違規紀錄。那天晚上，州警致過歡迎詞之後，說了一小段開場白。他的話讓我永遠銘記在心。他說，假設晚上開車時路況正常，你也與前車保持一段距離，但突然有隻動物衝進車陣裡，前車駕駛於是急踩煞車，這時你不會有足夠的時間去想：「喔，前車駕駛正在踩煞車，我最好放開油門，改踩煞車，否則我就會追撞前車了。」你不會有足夠的時間同時想到這些事又不衝撞前車。不過，幸好人體裡面建構了一套機制，能自動去做這些事。當你看到前車的煞車燈亮起來時，「必須踩下煞車」這個信號會繞過邏輯腦，直接進入反應腦。反應腦會早在你想到該踩煞車之前便立刻自動反應，叫你的腳踩下煞車，阻止一場意外發生。

我不知道這位州警有沒有學過心理學，但他說的一點都沒錯，正好可以用來解釋被人類心智儲存為「創傷」的事件。舉母親不肯給她冰棒的那個小女孩為例，那件事對她來說肯定是個創傷。我們可能覺得這毫無道理可言，因為她母親又沒做錯什麼，沒人吼叫或尖叫，沒人拳腳相向，她也沒被逐出家門……一般人認為的「創傷」一件也沒發生。

但透過一個五歲小女孩的推理能力編碼之後，事情卻變成：「媽媽給姊姊一根冰棒，卻不肯給我，一定是因為她比較愛姊姊。如果她比較愛姊姊，一定表示我有哪裡不好。可見當我和別人相處時，他們也不會愛我，因為他們會發現我有某些地方不好。」這成為深植在她心裡的感覺和自我應驗預言，也變成她的硬碟程式：「不會有人愛我，我不會成功，因為我有某些地方不好。」結果，這成為她畢生奉行的信念，直到她用療癒密碼回到過去，治療那次的記憶。

一旦療癒冰棒記憶，我這個病人便獲得了自己一直在閃躲的升遷機會，搖身一變，成爲華爾街「叱吒風雲的人物」，與母親的關係也恢復正常，甚至比以往更親密（她與母親之間的關係一向都很緊張，卻沒人知道原因何在，連她自己也不明白）。她的生活出現一百八十度的轉變，因爲現在沒有任何事情可以阻礙她成功了。

那個冰棒記憶對她而言是個創傷，至少對五歲時的她來說是如此。當生活中發生任何與那次的記憶有關的事情時，她的感覺、想法和行爲都會被那個創傷影響。哪些事情可能與冰棒記憶有關，因此會重新啓動那次的記憶呢？關於成功或失敗、有價值或沒價值的人際關係、想法或對話；各式各樣的競爭；食物或飲料；向任何人要求任何事物；和他人的相處……事實上，她做任何事都很難不跟那次的記憶扯上關係。當一個創傷記憶被重新啓動時，情況就會像州警所說的：那個記憶會繞過邏輯腦，直接進入反應腦。

潛意識接手，啓動人體保護程式系統

上述過程叫作什麼？叫壓力反應！這就是立普頓博士說過人之所以在不該害怕的時候感到害怕的原因。壓力反應會讓人無法發揮實力，無法如願營造相親相愛的人際關係，還會關閉人體的細胞，最後造成健康問題。

每當這些創傷記憶被重新啓動時，便會繞過意識層次的邏輯思維，改由潛意識發揮作用，執行任何它必須做的事，通常包含啓動人體壓力反應。這就是爲什麼人經常會說些違心之論或做些違背心意的事。我們一遍又一遍地這麼做，卻不明白自己爲什麼會這樣。

這些記憶——遺傳記憶、語言前與邏輯思考前記憶，以及創傷記憶——成爲刺激／反應保護程式的信念系統。

這個系統是一套保護系統。這句話是什麼意思？它意味著人類心智利用這些記憶來保護前面提到的那個遭受母親粗暴對待的小嬰兒，使他得以平安長大成人。你可能已經預料到，既然這是一種保護系統，那麼人體的控制系統就會賦予痛苦記憶較高的優先順序。如果某個語言前記憶、創傷記憶或遺傳記憶是個痛苦的記憶，然後周遭發生了某件事，因而重新啓動那個記憶，此時邏輯思考能力便會減弱，當事人也將再次體驗到那次事件。不過，有哪些事情會重啓那樣的記憶呢？

我的小兒子喬治大約一歲時的那一年，某個夏日，我們遇到一場暴風雨。時速超過一百一十公里的狂風吹得物品漫天亂飛，院子裡沒有固定住的東西全被吹走，幾根大樹枝被閃電擊中，砰的一聲掉在地上。四周盡是冰雹、雷鳴、閃電，那是連大人都會怕的狂風暴雨。那次的經驗可怕就可怕在當時我們被困在暴風雨中，等到終於進了屋子，變壓器卻被閃電擊中，因而停電。所以，即使進到應該安全無虞的屋內，喬治依然十分不安。這件事造成他的心理創傷，而這正是一歲孩子的心智應該做的事。爲什麼？因爲這樣他才不會待在戶外這場（或下一場）暴風雨中受了傷。如果他覺得害怕，就會跑到安全的地方。狂風暴雨結束後，那次的記憶被儲存為創傷，好讓喬治躲過下一場可能傷害到他的暴風雨。

之後至少一年半，只要天空飄來一朵烏雲，喬治便感到害怕，有時還哭了起來。如果風勢太強，如果下雨，或是出現一點雷聲……你知道我在說什麼吧？只要環境中出現一年半前讓他心理受創的那場暴風雨任何一個部分，喬治就會尖叫、大哭。從當下的天氣狀況看來，這種反應合理嗎？不，但喬治的感覺依然和他一歲時第一次遇到那場暴風雨時一樣。

這就是人體保護程式系統的運作方式。每當目前的環境中出現讓心智聯想到某次創傷的事，原始的創傷經驗便會再次啓動。心智是透過聯想運作的，尤其是潛意識。

每當你做出自己眞的不想做的舉動，想到自己眞的不願意想的事，湧現自己一點也不想有的感覺，就表示某個記憶被重新啓動了。保護程式系統研判你目前置身的情境與某次創傷事件有關，或許就是跟你自己的「冰棒記憶」有關係。

你的心只知道此時此刻

這些就是你的心病。對你的心而言，這些記憶並不存在於過去，而是發生在此時此刻。心一直是三百六十度環繞音效的現在式事實，因此當某個痛苦或快樂的記憶被啓動時，你所處理的並非十年、二十年或三十年前的事，而是此時此刻正在發生的緊急事件。這件事給你的感覺不就是這樣嗎？沒錯，正是如此！唯一不合情理之處在於，這種感覺並不符合當下的情境，因此你會陷入一種困惑、矛盾的狀態。你的感覺非常強烈、需要留意，但在目前的生活出現這種感覺似乎又說不通。

面對這類情境，我們通常會加以合理化，免得自己發瘋。我們把心裡的感覺歸因於當時正在發生的某件事，儘管這麼做並不恰當或感覺不對，但至少是我們所能想到最合理的解釋。冰棒故事的女主角不明白她爲什麼老是破壞自己的工作表現，以爲這一定是因爲她不夠肯定自己，便去參加訓練課程，卻不見成效，於是她猜想一定有別的原因：因爲她是女人，或者她的個性出了問題，什麼都有可能。她不斷尋找原因來解釋她爲什麼要妨礙自己成功。

然而，這麼做卻製造了另一個全新的問題。我們將過錯推給目前生活中的某件事，也因此搞砸了它，但這件事本身卻可能毫無問題。最糟的是，我們現在相信的是謊言，這就是每個問題的根源，也正是心事之所以變成心病的原因。

這個祕密的最後一個重點是：你的保護程式其實是一套信念系統。到你六歲、八歲或十歲大的時候，這套信念系統就包含了衆多被編碼之後根深柢固的信念，而這些信念的根據是和你能想到的任何問題有關的回憶：父母、人際關係、身分認同、陌生人有多可怕、我的做事能力有多好、我以後會成功或失敗、我是不是個好人、我是不是個有價值的人、我安不安全、我是需要害怕，或者可以活在愛、喜悅與平靜之中？

這個保護程式信念系統對生活方式有莫大的影響。何以見得？因爲它根據的並不是理性的推理。

邏輯腦被繞過去，理性思維能力關閉

當這些創傷記憶發生時，會繞過理性腦/邏輯腦，由情緒腦（亦稱痛苦反應腦或壓力反應腦）取而代之。這些記憶被重新啓動時，意識層次的理性思維會關閉，不然就是功能大幅降低。所以，無論現在是二十歲、四十歲或六十歲，當五歲大時的「冰棒記憶」因爲今日發生的某件事而被重新啓動時，我們將無法理性地思考這個狀況，然後採取必要措施。許多生活過得不如意的人持續處於困惑之中，而這種困惑狀態就是由於邏輯思考能力和理性心智被關閉或減弱所造成的，因爲昔日的創傷記憶不斷被當前的環境重新啓動。這些記憶和這套信念系統變成人體電腦硬碟裡的程式，而且爲了讓人存活、長大，痛苦記憶的優先順序便會高於其他任何種類的記憶。

原始痛苦事件發生時所造成的痛苦愈大，腎上腺素釋放的量會愈多，之後被判定爲「類似狀況」的範圍就愈廣。換句話說，事發當時的創傷愈嚴重，日後該記憶就愈可能因爲一些蛛絲馬跡而被重新啓動。

比方說，有個病人的舊創傷記憶不斷被重啓，至於這個記憶爲什麼會被啓動，我們發現了一個有趣的連結：在原始創傷事件發生現場，有人繫著一條黃色領帶。這件事跟那次的創傷毫不相干，那人只不過碰巧繫著黃領帶罷了。此後，那個創傷事件持續影響這個病人，一見到黃色，他心裡就湧起一股驚慌、焦慮、沮喪、困惑的感覺，很想躲起來，或者找個人來痛扁一頓。請想像一下，他一天得看見黃色多少次？早上打開衣櫃肯定會看到黃色衣物，還有交通號誌上的黃燈、黃色便條紙……生活裡無處不見黃色，一天當中幾乎沒有一小時可以不看到黃色。因爲那次的創傷太過強烈，這個病人的心智便決定：即使所發生的事只跟那個痛苦事件沾上一點邊，都一定要重啓那次的記憶，這樣才能讓他保持警覺，否則如果再度發生那種事，他很可能熬不過去。

這是心智的過度反應，也是防毒程式讓人生病的案例。然而，黃色領帶事件一點也不稀奇，我相信這種事隨時隨地都在發生，許多人甚至不知道自己正在經歷這種狀況，也不知道自己爲什麼會有這樣的感覺或出現這種行爲。

在不感受到痛苦的狀況下找出被隱藏的記憶

該如何療癒這些記憶呢？傳統的方法是去談論這件事，但我不認爲這能奏效，而且許多最新的科學與心理學研究也指出，談論這些記憶很少能達到療癒效果，反而經常讓情況惡化。除此之外，許多記憶是潛意識記憶，我們沒辦法察覺到。

無論能否察覺這些記憶，多數人學會的方法是著手處理。曾經有個病人來電告訴我：「我整個人生分崩離析，走投無路了才打電話給你，因爲你治好了我朋友身體上的一些問題。」接著，她直言不諱：「但我不認爲會有什麼用。三年前我被強暴了，然後就一直接受諮商與心理治療。發生那件事之前，我健康又快樂，如今卻得服用各式各樣的藥，隨時都在生病，而且快要失去丈夫和孩子了，因爲我即將離婚。此外，大多時候我都無法和任何人相處，無法再用我需要的方式接受愛與付出愛，即使對我的孩子也不例外。」三年來，這個病人一直和受過專業訓練的人談論那次的記憶，我並不是說這樣做有什麼不對，只是大多數處理心理創傷的方法根本沒用，無法眞正療癒這種事。

這是爲什麼呢？因爲創傷記憶被心智保護著，因此無法痊癒。容我再次重申：我們的創傷記憶（其中許多是遺傳記憶和語言前記憶）受潛意識心智保護而無法痊癒。潛意識到底爲什麼強烈抗拒這種記憶被治癒？理由很簡單，因爲它的解讀是：療癒創傷記憶是一件不安全的事，這種記憶之所以存在，是爲了保護當事人不受傷害。

那位女士帶著被強暴的記憶來找我。之前已經有許多優秀人士嘗試過各種方法來治療她，但她的情況一直不見改善，反而即將失去對她很重要的一切，包括健康和家人。爲此她做了療癒密碼，結果不到兩週，那個記憶便徹底被治癒了。

剛開始，我給了她一個療癒密碼，她並不想做，覺得太愚蠢、太簡單了，根本不會有用，但最後還是做了。三天後，她打電話告訴我情況沒什麼改變。我針對這個問題給了她另一個療癒密碼，三天之後她又打電話來，同樣毫無進展，一切維持原狀。我告訴她：「做療癒密碼時，我希望你不要想著那次的記憶，不過如果記憶改變了，你一定會知道，屆時請告訴我一聲。這不是諮商或心理治療，我們甚至不希望你想到那些事，療癒密碼會自動治療它們的。」結果當天稍晚她就哭著打電話給我，而且哭得上氣不接下氣。當她終於說得出話來的時候，卻只能反覆地說：「改變了，改變了，改變了。」

等她平靜下來之後，我對她說：「你應該是想告訴我那個記憶改變了。」她說：「沒錯，它改變了。」我問是如何改變的，她答道：「今天早上做療癒密碼時，我突然想起那個被強暴的記憶。有史以來頭一遭，我看著那個強暴我的人，卻感受到寬恕，所有的怒氣、憤怒、痛苦、憎恨在那一刻全消失了。」取而代之的是寬恕與憐憫。那個記憶徹底被療癒了。於是，她與丈夫重修舊好，健康問題也消失了，所有的藥物都停用了，而且就我所知，她直到今天都過著美好、快樂的生活。

她的潛意識強烈抗拒讓那個記憶被療癒，因爲那對她而言太痛苦了，如果類似情況再發生，她可能熬不過去，也許會自殺或身染惡疾。

過去的痛苦記憶會讓你怪罪當前的狀況

倘若潛意識拒絕療癒這種記憶，該如何是好？冰棒事件對那位五歲小女孩來說的嚴重程度，並不亞於強暴對這位成年女性的影響。你現在可能想抗議：「你瘋了不成！你怎麼能把冰棒事件拿來和強暴相比？」我的理由是，冰棒事件透過一個五歲小女孩的心智與推理能力被儲存下來，成爲含有以下信念的記憶：「我不值得人愛，因爲我有某些地方不好，將來當我和別人在一起時，他們也不會愛我。我注定會失敗，因爲我有某些地方不好。」等小女孩長大後，這些信念對她的破壞力，和強暴記憶對那位成年女性的傷害一樣大。

兩件判若雲泥的事，其中一件會被認爲是創傷，另一件則否，但兩者都被編碼爲創傷事件，潛意識也拒絕療癒這兩個記憶，因爲這樣的記憶能保護當事人再次遭遇這種事。

最後，重點來了：當這些記憶——刺激／反應保護程式記憶——被重新啓動時，我們很容易將出現的情緒反應歸因於當時的環境。比方說，雖然那位擁有冰棒記憶的女士告訴我：「我總是想盡辦法破壞自己的工作表現。」但她心裡其實有一張很長的清單，上頭列出她認識的每個人是如何把事情搞砸的，她相信這就是她無法更上一層樓的原因。她的內心深處隱約知道這不是事實，但她總有好理由：「他們對我不夠好……他們要我工作的時間太長……那傢伙打從第一天開始就找我麻煩……」即使她並沒有任何證據可以證明這些事。

那位被強暴的女士也在做同樣的事：「我沒辦法再親近我丈夫，因爲他不敢老實說出他現在是怎麼看我的。」我跟她丈夫聊過，他對她並沒有任何負面想法。在他眼中，她仍是他的妻子，只是遭遇了一件可怕的事，但他希望他們兩人都能淡忘這件事，希望還是可以和妻子相親相愛。然而，她只願意相信他看她的眼光不一樣了，確信自己的丈夫覺得她很髒、有瑕疵，再也不想和她扯上任何關係。這樣的想法和當前的情境根本無關，而是來自她對那次強暴事件的記憶，但她卻把它歸咎於他們夫妻之間相處的狀況。換句話說，這兩位女士都在目前所處的環境中找到自身反應的代罪羔羊，即使眞正的原因遠在三年、甚至是二十五年或三十年前。

現在來複習祕密五：

遺傳記憶、語言前與邏輯思考前記憶，以及創傷記憶，成為刺激／反應保護程式的信念系統。

如果眼前發生了類似某次創傷記憶的狀況，這個刺激／反應系統就會被啟動。至於「類似事件」的定義有多廣，則取決於原始細胞記憶的痛苦程度有多強烈。

當刺激／反應系統啟動時，原始事件將在當事人心裡重演，讓他再次體驗到當時的想法、感覺，甚至極有可能重現當時的行為。就像那位強暴受害者一樣，她可能會感受到事發當時的憤怒、恐怖、憎恨和恐懼，也可能出現以下思考模式：「好可怕，好可怕，我有危險了……」並有這樣的行為：「我要逃離這裡……我得拚命離開這裡。」她可能會把這些反應全歸咎於當前的狀況，即使這樣做完全沒有道理。她會找藉口，想辦法扭曲目前發生的任何狀況，才能把自己的反應怪罪到某件事情上。即使周遭所有人、甚至她自己都知道她的反應毫無道理可言，她還是會這麼做，因為她不知道自己的反應源自何處。她不明白這些強烈的感覺與衝動來自早期記憶，或者即使知情，也不知道是哪些記憶在作祟。她必須找個理由，否則就會發瘋，或者覺得自己快瘋了。

換句話說，假如是讓你免受狂風暴雨襲擊，那麼你的防毒程式就正在發揮有效作用。然而，如果明明是大晴天，只不過頭上飄來幾朵雲，你卻想衝進屋裡，那就可能需要改寫程式了。

這正是為什麼有這麼多人耗費許多時間和金錢，試圖戰勝自己的錯誤程式，設法過自己心所嚮往的生活，卻總是無法如願的原因。光靠意志力並無法改變症狀，你必須處理源頭，而源頭只有一個，就是心病。

第六章

祕密六：信念的力量

前一章討論了刺激／反應系統如何設定在生命早期形成的信念系統，而在腦部發育的過程中，以刺激／反應信念系統爲基礎的第二信念系統也正在成形（和語言及推理能力同時進行）。

大概在我十歲那年，有一天，學校辦了一場集會，找來一位空手道師傅和大家分享生命的奧祕，同時表演各式精采的武術。

那位師傅告訴我們一則眞實故事，聽過之後，我再也忘不了。故事的主角是一個年齡與當時的我相仿的中國小男孩，剛開始學武術。他就讀的武術學校會定期舉辦活動，讓學生的親朋好友一起見證、慶祝他們的進步。其他學生很早就開始準備自己的表演項目，而那位空手道師傅要小男孩在活動當天表演徒手劈磚。這項任務有些不尋常，因爲小男孩之前從沒練過這項功夫，而且也無法事先實際演練。他的確會像大家一樣練習，但僅止於練習技巧，沒辦法眞的劈磚。小男孩向師傅表達自己的憂慮，師傅只是微笑著說：「你不會有問題的，劈磚需要的一切你都已經知道了。」

表演日終於到來，每個學生都表現得非常精采。最後，終於輪到小男孩上場。他向觀衆、也向師傅一鞠躬，然後就像之前練習的那樣，一掌劈向磚塊。讓人驚訝的是，磚塊在小男孩掌下應聲破裂。師傅走上前來示意所有人安靜，然後解釋剛才大家看到的是史無前例的功夫，非但小男孩自己沒做過，世界上也沒有任何空手道高手這麼做過。師傅說，雖然小男孩具有武術天分，但他之所以能完成這看似不可能的絕技，完全是因爲他相信自己做得到，心裡沒有一絲一毫的懷疑。劈磚只不過是小男孩內在信念創造出來的外在實相。

你的人生當中有哪些磚塊？無論這些磚塊是什麼，都可能是因爲信念問題而存在。我可以向你保證，只要相信眞相，擋路的磚塊總有一天會崩毀。

那位小男孩完美展現了信念所能創造的力量。只要相信，沒有什麼事情辦不到。

人的信念有百分之九十是無意識的

我和崔西（她現在改名叫希望）第一次約會就聊了四小時。我們聊到自己的信念，聊到人生、子女、家庭、上帝、宗教，天南地北什麼都聊。我記得那天晚上我說了許多次「我認爲」和「我相信」，也記得無論正在討論什麼話題，崔西的反應都是：「嗯，我也有同感。」

這是我和崔西在約會期間非常典型的對話。事實上，我下定決心，如果我和她結婚，一定是因爲我們信念一致、目標一致，對生活有著共同的理念，所以經常在聊天之中尋求共識。此外，我們也接受過婚前諮商，比較兩人對生活的喜好，以及針對某些狀況的處理態度。所以結婚那天，我眞的認爲我和她都已經做好萬全的準備了。然而不到一年，我們兩人都想離婚。這究竟是怎麼回事？

現在我知道，當我和崔西說「我相信」時，我們只談論了自己在意識層次相信的事。這麼做的問題在於：人的信念有百分之九十是無意識的。我們的理性意識信念系統是建立在祕密五提到的刺激／反應保護程式信念系統之上，而那個系統絕大多數是無意識的。雖然那些保護程式信念被鎖在潛意識裡，但每當可能造成痛苦的類似情況發生時，便會重新啓動，而我們卻察覺不到。因此當我們說「我相信」時，其實是在說：「我在意識上相信。」

婚後，我們兩人都出現了痛苦記憶被重新啓動的狀況，這些記憶繞過了我和崔西在意識層次上同意的信念；換句話說，我們那些有意識的信念大多被拋到九霄雲外去了，我和她正遵循著刺激／反應信念過生活，卻渾然不覺。我們認爲自己的想法、感覺和行爲是受當下情境影響，我怪崔西，她怪我，兩個人都很心煩，常常鬧彆扭，做出各式各樣的舉動，然後還以爲問題出在當時發生的狀況，但自始至終，造成問題的都是我們的刺激／反應信念系統。

破壞性習慣的根源其實是心的記憶

舉另一則更近期的實例說明破壞性記憶對「習慣」這件事的影響。在多年的婚姻生活中，要是我沒有整理床鋪，崔西就會生氣、沮喪，讓我覺得又內疚又氣憤（父母把我養大可不是要來整理床鋪的）。我發現自己經常不知不覺做一些事情來操縱崔西，設法讓她自己動手整理，例如故意晚一點起床，這樣我就能說：「很抱歉，我上班快遲到，沒辦法整理床鋪了。」我知道等我離開之後，崔西就會動手整理。你可能已經發現了，我所謂的「操縱」其實就是說謊。一般人時不時就說謊，卻會矢口否認，很多時候甚至連自己正在說謊都不知道，因爲太習以爲常了。我和崔西的狀況是，整理床鋪已經變成我們兩人長久以來的痛苦根源。結果在發現療癒密碼並清除許多破壞性記憶之後，發生了一件很有趣的事：我不介意整理床鋪了，然後，崔西也不介意了！沒有內疚、憤怒和沮喪，不再斤斤計較。

這個故事的用意何在？破壞性習慣的根源其實是心的記憶。若希望成功破除這些習慣，而不想耗費多年時間處理卻反而造成更大的壓力，就必須療癒習慣的源頭，也就是破壞性記憶。如此一來，問題就會自動消失，許多時候甚至毫不費力。

附帶說明一件有趣的事。許多專家在幫人破除習慣時，幾乎清一色只處理意識層次的行爲與想法，這就像推石頭上山一樣，最後只會造成惡性循環。這個惡性循環將消耗你數十年的人生，而且大費周章之後，只能換來短暫的效果。以酒癮為例，多數酗酒者在戒酒一陣子之後往往故態復萌，就這樣不停地在酗酒和戒酒之間循環。所有的習慣都一樣，但若牽涉到藥物，就還有另一個難關必須克服。

我曾因緣際會治療過幾位職業摔角選手，先是其中一位治療見效，之後便一傳十、十傳百。我記得有位摔角選手大老遠搭飛機跑來找我治療，因為他已經被檢舉過兩次濫用藥物，如果再有第三次，就別想在摔角界立足了。他試過各式各樣的方法：接受勒戒、服用毒品替代藥物、閱讀戒癮相關的所有暢銷書、參加課程、接受心理治療等等，他正在為自己、也為家人拚命戰鬥。接下來兩天，他密集做療癒密碼，但處理的並非自己的藥癮問題，而是那些阻止藥癮被療癒的破壞性細胞記憶。當他要搭機返家時，藥癮已經戒除了。四年後，我在佛羅里達的奧蘭多市見到他，當時他正在工作，十分健康、快樂，而且藥癮從未復發。

信念會影響你對自己的看法和高峰表現

多年來，在心理健康領域有個常識：飲食失調的女性對自己抱持著不切實際的想法，但其實旁觀者都知道那些想法與真相不符。令人驚訝的是，這些可愛而美麗的女性在攬鏡自照時，她們的錯誤信念強烈到讓她們在鏡子裡真的看到一個完全不同的自己。其他人可能也在鏡子前，就站在她身邊，甚至可以和她同時指出相同的身體部位，但患有厭食症的女性卻會在鏡子裡看見一個扭曲失真版的形體。這個例子最能清楚說明破壞性心象，尤其是破壞性壓力反應信念，如何讓人以不眞實的眼光看待這個世界。不過，我們可是百分之百確定自己的信念正確無誤。

多數人不了解的是，這個現象發生在一條連續線上，從完全被蒙蔽（就像厭食症患者一樣），到看見百分之百的眞相；換句話說，大部分的人每天多少都會用不正確的角度看世界。我有位親戚老是在減肥，有幾次我聽到她說，當她走過鏡子前面時，會在心裡想：「這鏡子一定是哪裡有問題，我知道自己沒這麼胖。」我也聽過她在其他場合說：「這件衣服不適合我，讓我看起來很胖。」然而幾十年來，家族裡的其他人全都看得一清二楚：鏡子一點問題也沒有，衣服也很合身，她是眞的太胖了！厭食症患者也是這樣，只不過我親戚的狀況比較不嚴重罷了。

另一種檢視信念問題的方法是在運動與高峰表現方面。前幾天晚上，我正在看美國職籃決賽，球評聊到當比賽面臨勝負關鍵時，有哪些球員想拿到球，哪些球員不想。他們描述這兩類球員的差別在於：想拿到球的球員相信自己可以投籃成功，不想拿到球的則不相信自己投得進球。

球評說的一點都沒錯。我記得有人告訴過我麥可．喬丹的故事。喬丹通常會在賽前花時間觀想比賽進行中可能發生的狀況，包括決定勝負的壓哨投籃。當比賽即將結束時，倘若眞的出現勝敗懸於最後幾秒的狀況，喬丹會想拿到球。我看過他在幾次訪問中提到，當這種狀況出現時，他相信自己將投出致勝的一球。

我是領網球獎學金踏進大學殿堂的，那時的網球運動員也都知道這樣的機制——我們稱之為「鐵肘」，用來描述比賽時一拍定勝負的關鍵時刻。有些球員會在這樣的時刻發揮最佳實力，也幾乎都會贏；其他球員則擔心到幾乎揮不動球拍，彷彿手肘化成鐵似的。如果你常常看運動比賽，就會在賽事進行到「關鍵時刻」時聽到球評和球員說著這樣的話：「當比賽進行到這個時刻，心理因素決定一切。」「一切取決於心。」「比賽最後孰勝孰敗，不再關乎生理，而是心理。」「當賽事岌岌可危時，一切存乎於心。」

信念能殺人，也能救人

我們的信念非但與球賽、演奏會或厭食症有關，也牽涉到人生的各個領域。親密關係密切、熱情、滿足與否，取決於自己的信念，就像我和崔西一樣；無論你是年收入數十萬美元，或者經常處於失意潦倒、勉強餬口的窘態，決定因素並非你的能力，而是你的信念。請注意，如果你的信念符合真相且充滿愛，無論從事哪一種工作，都能發展出優秀出眾的能力。祕密七會更詳細地討論這一點。

現在稍稍回顧一下前一章提過的冰棒故事。那位女士擁有人人欣羨的能力：智商一八〇、常春藤學歷、財經方面的天賦。身邊的每個人都說她所擁有的才能不只可以讓她成功，還能讓她出類拔萃。儘管如此，她卻習慣性地壓低自己的成就，幾乎每週都在找新方法破壞自己的事業，而且每次都能為自己搞砸一切想出合理的解釋：「我感冒了。」「有個助理沒完成她該做的事。」「有位朋友出事了，讓我心神不寧。」「我家的貓生病了。」「某某人找我麻煩。」藉口層出不窮。她提到的這些是謊言嗎？不！這些事情確實困擾著她，而且誰都會覺得困擾。但毀掉她人生的那件事，與這些藉口毫無關係，而是五歲時的冰棒事件所形成的錯誤信念。她覺得自己一定是哪裡不好，所以母親才不夠愛她。

最後，由於這些事情經年累月不斷發生，她終於想通了：一定還有別的事在作怪。於是她打電話給我，才發現原來長久以來都是信念出了問題。等處理好造成問題的刺激/反應信念之後，她的理性意識信念也就自動改變了。她每天還是會碰上不如意的事嗎？當然，誰都一樣。但現在她能輕而易舉地解決這些問題，也開始發揮實力，在職場上呼風喚雨，一如大家對她的預期。

其實，這也是原本該發生在你身上的事：呼風喚雨。當你的信念與真相一致時，你也將在人生中呼風喚雨。

說巧不巧，史丹佛大學醫學院的研究也指出，誘發人類疾病或病痛的，始終都是錯誤信念；反過來說，只要相信的是真相，而且持續相信，人體細胞將不受疾病或病痛影響。信念能殺人，也能救人。

找出隱藏的信念

如何確定自己的刺激／反應信念正在重新啓動，而且不是由目前的情境造成的？以下是幾個非常簡單的判斷方法：

一、**你的感覺**。如果你的感覺與當下情境不符，幾乎就可以確定某個舊有的刺激／反應痛苦記憶正被重新啓動，不過大多時候你並不會察覺到。你的感受太眞實了，讓你覺得是目前的情境所造成的，即使別人都很清楚你的反應並不合理。因此，可以問問朋友：「目前的情況是如此，而我的感受是這樣。我的感受對這樣的情況來說是合理的嗎？還是有些極端？請老實告訴我，不要說些你認爲我想聽的話，告訴我你眞正的想法。」

二、**你的想法**。如果你對當下情境的想法完全合邏輯，而且其他人也這麼認爲，那你的刺激／反應記憶或許就沒有被重新啓動；換句話說，如果你的想法並不符合目前的處境，就表示有個痛苦記憶被重啓了。我們想要活在當下，而不是活在過去或未來，但能做到的人少之又少，因爲痛苦的細胞記憶被重新啓動，喚起了過去的想法與感覺。

三、**你的行爲**。如果你一再重複做的事情不但違背自己的心意，也背離自己的人生目的，你就是在遵循刺激／反應記憶行事。體重問題就是非常明顯的例子。許多人因爲想減重才來學習療癒密碼，而且通常可以如願。但如果你看到有人明明想減重，卻不斷暴飲暴食，那就可以肯定他們的某些細胞記憶被重新啓動了，但這些人卻怪罪當下的處境（「我壓力很大，明天就要辭職了……」）。事實是：幾乎所有成癮行爲或破壞性習慣都被痛苦的細胞記憶鎖住了，而這些細胞記憶裡的信念正在重新啓動、造成痛苦。成癮行爲是用來麻痺痛苦，或者試圖換取幾個小時的美好感覺。

四、**失去意識層面的控制力**。面對這些問題最常見的方法，就是我所謂的「處理」，意思就是：如果你的健康出了問題，不去處理病因，卻只治療症狀。有時候，你可以推著石頭上坡一段時間，你做得到，你能處理，你可以做得更好，但這永遠是一種被外力強迫的掙扎；當你費盡心思要做到最好時，常常會覺得緊繃，這種緊繃感就是壓力，最後還會造成傷害。這不是依照心意去做事、感覺和思考的方法，解決問題的唯一方式，就是療癒細胞記憶。

因此，如果你的理性信念系統並未帶著你朝自己想要的方向邁進，如果你正在破壞自己的表現，如果你似乎老是走霉運，如果你一直都有惱人或嚴重的健康問題，如果你的人際關係不是衆人嚮往的那種相親相愛、親密、快樂、平和的關係，如果你無法根據你在理性上、邏輯上可以相信的事實過活……凡此種種，都是因爲你的刺激/反應信念正在啓動，驅使你對舊有的痛苦記憶做出和事發當時一樣的反應。簡單地說，最後你將過著不是自己想要的生活。

你不可能去做自己不相信的事

我們會去做的，一定是自己相信的事；如果你正在做某件不對的事，那是因為你相信這件錯事——你準備朝我的鼻子揍一拳了，對吧？你說：「我這輩子做過許多不該做的事，當時我很清楚自己這麼做不對，事後感覺很糟，而且也嘗到了惡果。」你心想：「我就是背棄了自己的信念才會那麼做！」

我並無不敬之意，但你錯了。實際上，你不可能去做自己不相信的事。問題出在潛意識信念，但我們甚至無法察覺這種信念的存在。這裡提到兩種不同的信念：意識信念與潛意識信念。雖然祕密七會詳細探討這一點，但在此先做個總結：同一件事，我們可能在不同程度上相信一百種不同的看法。聽起來大家似乎都精神分裂了，對吧？

幸好多數人的狀況不至於嚴重到這種地步。目前只需要這樣說：相信在愛中的眞相，並在意識和潛意識層次上過著與這樣的眞相和諧一致的生活，是從毛毛蟲完全蛻變為蝴蝶的過程，而你現在可以藉由這本書告訴你的祕密完成這種蛻變。我們提供的是一種讓你展翅翱翔的方法，但這種方法並不是以你的努力或你想「做對」的意念為基礎。你體內有個系統能自動完成這項任務。

我所知道可以永遠、徹底、完全解決這個問題的唯一方式，就是療癒造成問題且受到潛意識保護的細胞記憶。

現在又回到之前的問題了：究竟該如何找出這些記憶？而且就算找到了，又該如何療癒它們？如果談話治療無效，如果行爲修正只能讓你處理問題，實際上卻反而造成更大的壓力，那麼若想痊癒，就得消除壓力。我們必須到達一個可以根據自己在邏輯上、理性上相信的事實過活的境界。上帝賦予人類理性思考、邏輯推理的能力，就是希望我們可以使用。爲了運用這樣的能力，我們必須能夠療癒潛意識，亦即我所謂的「心」，然後依著這顆已療癒的心過日子。

接下來的祕密七將探討更多關於心的議題。

第七章

祕密七：當心與腦發生衝突時，獲勝的是心

多年來，我到各地演講時，都會做個簡單的小實驗。我會先在紙上畫一個圓形，並將圓分成四等分，標上1、2、3、4，再把車鑰匙或房子的鑰匙綁在一條繩子末端。接下來，我會找一位自願者，請他用食指和中指夾住這條繩子，讓鑰匙垂吊在這個像披薩的圓形正中央，就在1、2、3、4的中心點正上方，與紙張保持三到五公分的距離。

我給自願者的第一個指令是：讓鑰匙完全靜止在1、2、3、4中間的圓心。你現在就可以試試看自己能不能做到。大部分的人都可以做得很好。有些人可能會因爲緊張，所以手微微顫抖，或者有些人可能有健康方面的問題，因此鑰匙會稍微晃動一下，但多數人都能讓鑰匙靜止在圓心或非常接近圓心。

示範的時候，如果自願者做到了，我們會恭喜他，然後給他第二道指令。但在說出第二個指令之前，我會提醒自願者指令一仍然有效。即使加上指令二，鑰匙仍須靜止在圓心上方，如下面的圖1。

現在要說指令二了。當自願者手中握著的鑰匙靜止在圓心上方時，我要他想像鑰匙從1號披薩片移動到2號披薩片：「在1號與2號之間來回擺動。只要想像就好，想像鑰匙在1號披薩片和2號披薩片之間擺盪，但要記得指令一！別晃動鑰匙！只要想像它在擺動就好。」

你覺得會發生什麼事？結果真的很驚人：鑰匙開始在1號和2號披薩片之間擺動的機率約百分之七十五到八十，而且晃動的幅度往往大到在場沒有人會懷疑發生什麼事。鑰匙不只輕微地搖晃，不是「好像有從1號到2號吧」那種晃動，而是擺動得非常明顯，如下頁的圖2。

接著，我會給自願者第三道指令：想像鑰匙

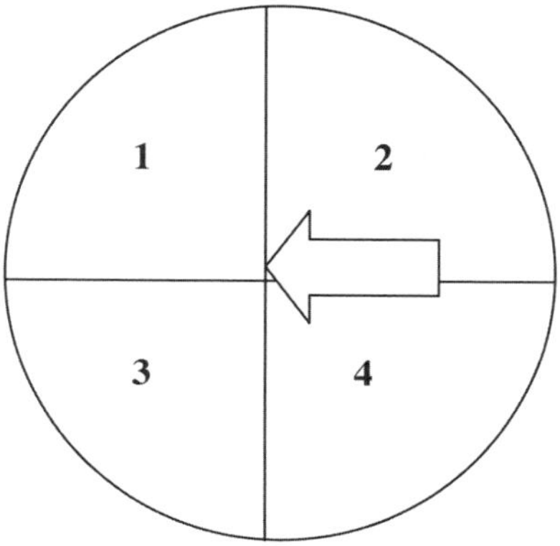

圖1

在2號和4號之間來回擺盪。但指令一（別晃動鑰匙）仍然有效。結果同樣地，鑰匙會調整位置，機率約百分之七十五到八十。有時鑰匙會有約一秒的時間在繞圈，然後靜止下來，又在2號和4號之間來回擺盪，如下面的圖3。在場的人驚訝之餘，還會鼓掌。

當我們問自願者：「你是故意這麼做的嗎？」每次得到的答案都是：「不！」他們通常還會笑著說：「我反而是叫自己別動，眞不明白怎麼會這樣！」

以下就是這種情形發生的原因。我對自願者下了兩道命令：頭腦的命令，以及心的命令。我將「頭腦」定義爲意識，「心」則是潛意識。我給自願者的第一道命令是頭腦的指令：「別晃動鑰匙。讓意識專注在別晃動鑰匙這件事情上。」第二道則是心的命令：「想像它在動。」即使我們能刻意操控想像力，但想像力是屬於無意識與潛意識心智的

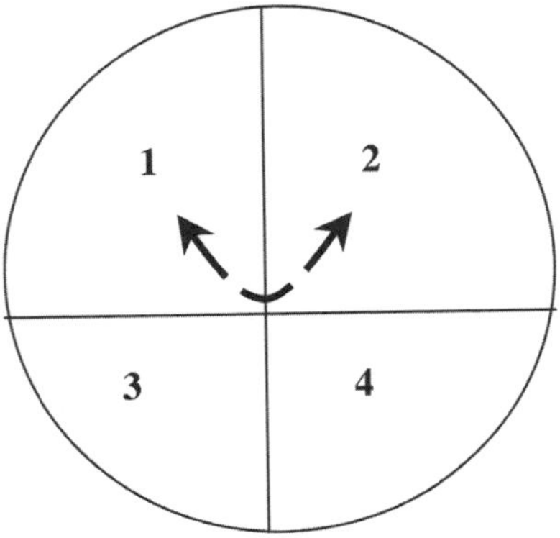

圖2

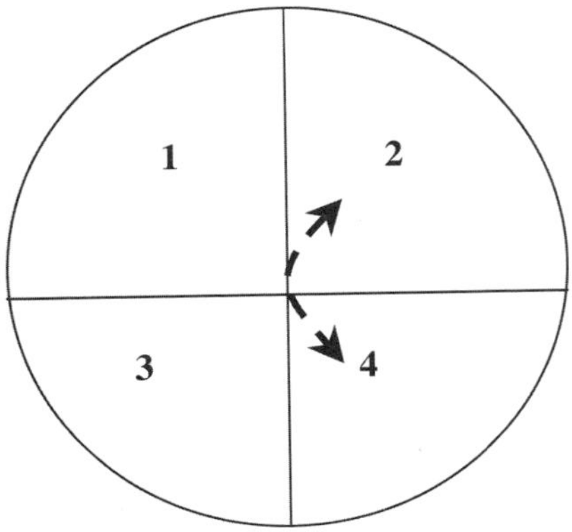

圖3

功能，因此我給自願者的，是一道頭腦的命令和一道心的命令，而**心的命令凌駕頭腦的命令**。

心永遠是勝利的一方

這不同於我們至今一直在討論的創傷境遇，而是一種沒有危險的、單純的、幾乎像派對一樣的情境。儘管如此，心的命令凌駕頭腦，因此鑰匙會依照潛意識所指示的方向移動。心的語言是圖像，不是文字，而想像力又是圖像製造者。鑰匙晃動的影像是心的命令，心的命令凌駕頭腦的命令，因而讓鑰匙擺盪。

這是怎麼發生的？當自願者想像鑰匙在晃動時，腦部神經元開始燃燒，接著大腦便往下傳遞能量頻率與神經衝動，先到達頭部，再傳到肩膀、手臂、手，最後抵達手指，讓抓著繩子的手指晃動。通常晃動的幅度很小，難以察覺，因此沒有人看出手指正在動，但這樣的動作卻正好讓繩子和鑰匙按照指令移動。偶爾我們甚至會發揮創意，說道：「我要你想像鑰匙在轉圈。」而鑰匙也真的轉了圈。因此，當心與腦發生衝突時，心永遠是勝利的一方。

這是很重要的觀念。我之前提過我和崔西在意識上達成共識，兩人擁有相同的信念，對婚姻做好萬全的準備。那位被強暴的女士在意識上相信正確的事——她是個基督徒，覺得自己該原諒對方，也多次嘗試這麼做。她相信在上帝面前自己仍然潔淨無瑕，不骯髒、沒有罪，也不是毫無價值的，但問題是，這些**感覺**她從未擁有過、體驗過，她的感覺與她的理智背道而馳。至於那個冰棒故事的女主角則在意識層面知道：「我智商一八〇，我的表現可以比任何領先我的人更好，這才是我想要的生活。另外，我找不到理由解釋爲什麼我母親和我之間的關係總是這麼緊張。」

但是，當心與腦發生衝突時，獲勝的是心。以我和崔西的狀況來說，無意識的痛苦記憶開始在我們的婚姻中上演，於是我們把過錯推給當下的環境，但這並非事實。那位被強暴的女士始終無法擺脫一直存在著的潛意識與無意識記憶，不安全感、無價值感和憤怒凌駕她的意識，使她無法過自己想要的生活。當無意識或潛意識信念非常強烈時，就會發生這種狀況，而無意識與潛意識信念所根據的，就是刺激/反應痛苦記憶。當這樣的狀況發生時，獲勝的是潛意識痛苦記憶。

所謂「獲勝」是什麼意思？這表示我們的所思、所感、所爲是不由自主的，也意味著人體壓力反應在不該開啓的時候卻啓動了。這就是爲什麼療癒潛意識痛苦記憶非常重要，因爲啓動壓力反應的，就是這些記憶。

至於另外那百分之二十到二十五、手上的鑰匙和繩子並不會晃動的人，又該做何解釋？表面上看來，這些人的心並未凌駕頭腦。每次遇到這種情況，我都會問對方：「當我請你想像鑰匙和繩子正在晃動時，你做得到嗎？你能用心眼看見鑰匙擺盪的畫面嗎？」我從未遇過說自己能看到的人，一個也沒有。

這意味著什麼？首先，這表示這些人無法啓動能讓心駕馭頭腦的心理機制；其次，這些人無法想像，也已經失去想像的能力（這是一件很令人擔心的事），通常這代表他們擁有的無意識與潛意識痛苦多過任何人。基於保護的理由，這些人的心智關閉了想像力，因爲他們所見到的任何事物都能啓動令人傷心的影像（記住，那些記憶是以影像的形式被編碼及憶起）。潛意識關閉了這項能力，他們才能試著過像樣的正常生活。然而，想像力一直在運作著，即使在目前的情況中，他們無法看見自己的記憶並使用想像力，卻依舊能感受到那份痛苦，仍然擁有與自己、他人及當下情境有關的破壞性痛苦想法，也依然在做著違背心意的事。

因此，如果人生出現問題，根源一定是心病。假如不治療心病，或許可以稍微壓抑症狀，卻無法永久、徹底地消除這個問題，因爲你並未解決問題根源。

這就是祕密七：**當心與腦發生衝突時，獲勝的是心**。我們知道從心傳送出來的訊號（心的細胞記憶）能啓動體內的壓力反應，進而引發各式各樣的問題。

我和班曾與立普頓博士共同執行一項計畫，當時他說過，想要發揮意志力來改變問題，幾乎是不可能的事，因爲潛意識比意志力強大一百萬倍以上。他也提到，必須有像療癒密碼這樣的方法才能改變這些問題。

一切人生問題皆由心而起

祕密一提到，每當健康或人際關係出狀況時，你就該問：「是什麼樣的壓力造成這個問題？」我認爲，每當出現健康、人際關係或事業方面的問題時，還應該進一步去問：「我的哪個心病是這個問題的根源？我又該如何療癒它？」你或許正在想，這下可好了，我們進入心靈領域了。你說的一點也沒錯。

雖然療癒密碼是人體內的生理機制，能被打開、啓動，進而影響生理機能，但它也是一種靈修方式，因爲它能治癒心的問題。

療癒密碼能讓你寬恕他人，能讓罪惡遠離你的生活嗎？當然不行，這些事只有你和上帝才能做到。療癒密碼所做的，是消除某些記憶的破壞性能量模式，這些記憶含有錯誤信念，而錯誤信念會讓人在不該害怕時感到害怕，也會在不恰當的時候啓動人體的壓力反應系統，引發健康及其他方面的各種問題。

《聖經》老早就說過：「一切人生問題皆由心而起。」接下來，我將根據討論至今的觀念，提出一些大膽的論述。這些道理改變了我的人生，希望它們也能在你的生命中發揮類似的影響力。

一、**心中的你是誰，你就是誰**。你可能會告訴別人：「我就是這樣的人，我相信這些，我做過那些，我將要做這樣那樣的事。」但眞正的你是心裡的那個你，因爲當心與腦起衝突時，心會勝出。

二、**你的心所相信的，才是你眞正相信的事**。我和崔西在意識層次上的所有信念都一致，但婚後不到一年，兩人都想離婚。這故事說明了潛意識信念才是我們大多時候依循的信念。你的心所相信的，才是你眞正相信的事。

三、**心在哪裡，你人就在哪裡**。當刺激／反應信念系統被啓動時，你將退回痛苦記憶發生時的年紀。當那位任職於華爾街的女士坐在曼哈頓高樓的辦公室裡時，只要冰棒記憶重新啓動（而且一天當中會有許多次），三十多歲的她就變成五歲的小女孩，像五歲孩子一樣覺得無助、憤怒，覺得自己沒有價値，覺得「我沒辦法做這份工作」，即使她和其他人都很清楚地知道她的能力做任何事都綽綽有餘。但這不是她正在經歷的現實。任何時候，只要痛苦記憶再次啓動，即使身在當下，心卻回到過去。你將返回痛苦事件發生的現場，恢復到事發當時的年紀，擁有那個年齡的感覺、情緒與推理能力。

四、**心做什麼，你就做什麼**。在意識層次上，我們可以做出許多很棒的計畫，甚至有能力將計畫付諸實行。但如果那些行動和議題會讓我們聯想到痛苦的回憶，那麼無論自己想或不想，最後勢必會對那些痛苦記憶做出反應，並根據那些記憶的信念採取行動，直到我們能夠療癒痛苦的記憶爲止。倘若我們雖然想達成人生的目標，卻又做著自己不想做的事，或至少無法貫徹執行自己想做的事，即可證明內心的痛苦記憶正被重新啓動，導致自己做出違背心意的事。這也包括不必要的想法和感覺。

五、**心是被設定來「保護」的**。心的首要任務是保護你，不讓痛苦、甚至可能致命的事情發生，尤其是再度發生。這就是為什麼當心與腦發生衝突時，獲勝的一定是心，因為心是被設定來「保護」的，採取的做法是刺激人體的壓力反應。假使壓力反應在不該啓動時卻啓動了，人就會在不該害怕時感到害怕。如果心與腦發生衝突，而心以一種破壞性的方式獲勝，影響健康、事業或人際關係，或是讓人無法平靜，那是因為心中有恐懼。我們可能無法察覺這份恐懼，但它卻正在和我們的細胞產生共鳴。

六、**心決定了你的優先順序**。找一百個人來問問他們如何決定生活大小事項的優先順序，這一百個人很可能都會說自己是運用理智和邏輯檢視當前的事實與情況，再決定事情的輕重緩急。但其實眞正決定優先順序的，是你的價值觀，而你的價值觀又是以心為基礎。這是否意味著我們只是機器人，而以理性、邏輯的角度看待生活是毫無意義的事？當然不是！合乎理性和邏輯的角度是這個過程中的一項因素，只要我們的心與理性思維意見一致，就不會有問題。然而，當我們的細胞記憶強制執行以恐懼為基礎的信念時，結果就是：雖然檢視的是同一件合理事實，得到的卻未必是合邏輯或一致的結論。

你以為合邏輯的決定，可能是破壞性記憶的傑作

我大兒子哈利十二歲時看了電影《大白鯊》第一集。哈利自小就愛玩水，他兩歲左右時，有一次我們正在旅館庭院裡散步，當時正值寒冬，沒想到他竟然一股腦跳進游泳池裡——這種事在不同時間、不同地點都發生過。哈利游起泳來像條魚，他眞的很愛水。然而看完《大白鯊》之後，我問哈利要不要去湖邊，他眼裡和臉上卻出現深思熟慮的神情，活像一個三十五歲的人仔細察看自己要繳的稅那樣地檢視各種可能性。過了大約一分鐘，哈利婉拒了，說他寧願待在家裡玩樂高積木。

我問哈利，他的決定跟《大白鯊》有沒有關係，他的回答是：「當然沒有。」他只是眞的很想用樂高積木設計一些建築物，也提出充分的理由。我問哈利可不可以幫他檢查一下，看他在細胞層次上有沒有跟電影相關的恐懼記憶。可想而知，他確實有破壞性細胞記憶。哈利花了大約四分鐘做某個療癒密碼，猜猜看結果如何？在那四分鐘之內，哈利的優先順序完全改變了！而他的理性、邏輯思維也是。最後哈利決定樂高隨時都可以玩，而且迫不及待想到湖邊，還不停地催促：「最快什麼時候出發？」

這種事不只發生在十二歲孩子身上，也不斷發生在所有人身上。我們自認爲根據眞相做出了合乎理性與邏輯的決定，卻往往只是依循心中的破壞性記憶，無意識地合理化自己的價值觀與優先順序。

這個過程幾乎總是在不知不覺中發生，至少在你開始尋覓、找出這些破壞性記憶或治療它們之前都是。一旦這些記憶被療癒了，偶爾就會浮上意識表面，因爲心覺得不再需要保護這些記憶，不過它們通常是無意識的。因此當我對妻子大吼大叫時，心裡想的其實是：「我幹麼這樣？」我會在不想吃的時候吃東西；明知若想事業成功就得打某幾通電話，卻一直沒有打；日復一日，我不斷找藉口告訴自己我會做這件事，甚至可能開始對妻子或老闆撒謊，但我所知道的就是我似乎做不到，這是因爲我心裡有些痛苦記憶正被重新啓動，而這些記憶需要被療癒。

因此，若想順從自己的心意，發自內心地生活、愛人，唯一的方法，就是療癒心的破壞性記憶。

你現在的做法有效嗎？

讓我再聲明一件事。我們在最後四個祕密中討論了所謂的「非生理」面向：記憶、信念、行爲和思想，不過請別忘了祕密一提到的，這些記憶、信念和心病控制了人體的生理機能。錯誤信念會在不必要時啓動人體的壓力反應，發生這種狀況時，就會慢慢演變成衆所皆知的疾病與病痛。壓力反應會關閉人體細胞，導致免疫系統關了起來，最後造成我們所能想像到的各種健康問題。無論是生理問題或非生理問題，都源自心病，源自創造破壞性能量頻率的細胞記憶，那些頻率讓人體在不該啓動壓力反應時卻啓動了。

於是我們有了這七個祕密。我們相信有史以來第一次，你可以利用這些資訊來療癒心病與細胞記憶，消除生活中的壓力，如此一來，你就能實現自己在人生各個領域夢寐以求的事：家庭、健康、事業、人際關係、高峰表現等。我們相信，只要先了解這一切是如何運作的，之後再利用療癒密碼消除所有問題的根源，也就是心病及心的破壞性細胞記憶（這種記憶含有錯誤信念），你生活中的一切都將大幅提升。

歡迎來到全新的人生。

以這七大祕密爲基礎，可歸納出兩件事：

一、**若想療癒問題，就必須治療壓力**。這是各派人士都同意的，除此之外別無他法。若希望自己的問題可以永遠、徹底地療癒，就必須治療壓力。

二、**若想療癒壓力，就必須治療記憶**。根據西南大學醫學院及史丹佛大學醫學院的研究，造成體內壓力反應的不僅是當下的情境，還有我們的錯誤信念，以及被編碼、儲存在心裡的破壞性細胞記憶。

得出以上兩個結論之後，現在又有問題了：你有做到這兩件事嗎？你正在消除壓力嗎？你正在療癒造成壓力的細胞記憶嗎？如果沒有，那麼你全然、徹底、永遠療癒自己問題的機率可說微乎極微。

如果你正在做的不是上述這兩件事，那麼你只是想藉由處理症狀來修復問題；換句話說，你正試著消除痛苦，但你卻沒有去處理痛苦的源頭。

假設你的腹痛問題反覆出現，必須長期服用止痛藥來鎮痛。你的直覺是「這種事不應該發生」，也感到恐懼：「我擔心這會不會是癌症，或者膽囊、腸胃出狀況，或是潰瘍之類的問題。」但你卻沒有處理這件事，並未找出問題並治療它，只是不斷服用止痛劑來緩解疼痛。

我們都知道，鎮痛並無法解決問題，而試著改用更正面的態度處理、管理或思考你生命中的各種問題，也一樣無法療癒它們。你必須治療根源，這就是療癒密碼的宗旨。

療癒密碼包羅萬象的效果

療癒密碼涵蓋的範圍不只有醫學，也能療癒人際關係、心理健康、事業、高峰表現等方面的問題，因爲所有問題皆出自同一根源：壓力，而這種壓力是由潛意識中的破壞性細胞記憶所造成的。

最近我們在美國中西部一座大城市舉辦一場研討會，當晚最先來找我的，是一位七個月前開始做療癒密碼的男士。他的問題與感覺、信念或負面想法無關，或者說他並未察覺到這些問題。他的問題是充血性心臟衰竭、高血壓、心臟收縮率降至百分之二十、水腫，以及其他一些相關的生理狀況。他做了七個月的療癒密碼，卻感覺不到情況有任何改善。那場研討會的前一天，他剛看過心臟科醫生，並做了年度健康檢查。接受徹底的檢查之後，醫生走到診間，搔搔頭對那位男士說：「無論你正在做什麼，都不要停。」他的血壓完全恢復正常，水腫消失了，心臟收縮率也提高到百分之五十。醫生取消了他的處方藥，告訴他這樣的結果基本上是不可能的。

這種故事我們都可以寫好幾百頁了，這本書會提到其中一些。上述那位男士接受了許多檢查，那些檢查掃描的是能量頻率，而當能量頻率改變時，檢查結果也會改變；然後當檢查結果改變時，醫生就會搔搔頭說：「這怎麼可能？」「無論你正在做什麼，都不要停。」人體所有的療癒都是能量問題被治癒的結果。當與某個問題有關的困惑、負面情緒和破壞性思考模式被療癒時，當事人就能看見眞相，然後他的細胞頻率就會恢復平衡、健康的狀態。

現在你已經知道七大祕密了，接下來，我們要把這七個祕密整合爲五大步驟，以得到你在人生各個領域想要的結果。

第八章

全然的眞相帶來療癒的力量

我們希望你現在已經明白，你的問題來自「心」，因此也要用「心」來解決。那麼該如何以一種實用的方法把這一切整合在一起，才不會讓這件事變成一個只是聽來美好、合理的理論，卻無法在人生中創造任何永久的改變？請試試看下面這個由華特·迪士尼發明的練習。

迪士尼是個多才多藝的天才，跨足動畫、繪圖、商業及其他領域，但他表現最出色的，或許是想像力。迪士尼在他的公司發明了一種稱爲「分鏡腳本」（亦稱爲「故事板」）的方法，全球現在都廣泛使用，包括大企業、中小企業、教會、電影、藝術，任何你說得出來的領域都是。這是一種先組織想像力，再實際應用的過程。我學到的分鏡腳本設計方法是：一開始先天馬行空地想像，寫下浮現在腦海中的任何想法，作爲腦力激盪的材料（什麼樣的主題都適用）。這就是我要你做的事：讓思緒任意奔馳。現在開始請讓心靈翱翔，想像你可能過著什麼樣的生活。

請在這裡寫下你的欲望、需求、追尋、渴望、要求等。盡可能具體地描述，不要設限。盡量去看、去感覺、去品嘗、去觸摸、去嗅聞、去體驗。開始腦力激盪吧！

想像充滿愛與眞相的人生

我要潑個冷水，加上兩個限制：眞相與愛。現在，請檢查你想到的一切事物，看看能否裝進愛與眞相的容器裡；如果不能，就刪除那件事。

結果可能因人而異。以比爾．蓋茲爲例，在成爲衆所皆知的大人物之前，一開始他也只是個普通人，而不是一位億萬富翁。我沒有榮幸親自請教他這個問題，但也許他在腦力激盪時，看見自己是個億萬富翁的模樣，因此對他而言，他所想像出來的那個夢想包含了愛與眞相。然而，倘若我能回到過去請教當時仍是個妙齡女子的德蕾莎修女，問問成爲億萬富翁是否在她想要的結果之中，她或許會說：「怎麼可能？那不是我的使命，我不是被派來做億萬富翁的。」對她而言，成爲億萬富翁並不在愛與眞相的脈絡中。

我明白你可能正在想：「我怎麼知道對我來說，有愛、有眞相的結果是什麼？」你不會喜歡我的答案的，但老實說，我也只能告訴你：「你總有一天會知道。」或許不是一天、一週或半年內，但只要持續尋找在愛中的眞相，就一定能找到那些問題的答案。在清除心裡的破壞性記憶之後，你的願景將變得清晰可見。請記住，啓動人體壓力反應，讓人擁有不眞實的信念，讓人在不該害怕時擔驚受怕的，全都是破壞性細胞記憶。因此，當你療癒這些記憶時，將清楚看見自己的人生目的，那是一種你未曾有過的感受。

這是一輩子的旅程，但其中有許多事你已經知道了。以我自己爲例，我希望在自己的生命中擁有的結果是：我要盡力成爲最棒的丈夫；我希望成爲給兩個兒子最多愛的父親；我希望每一位接受治療的病人離開時，不僅可以恢復健康，也能感受到有人眞的關心他。這些是我人生中最重要、也是理所當然的結果。某一次的研討會上有人提到，無論人們說自己在生命中想要些什麼，追根究柢之後會發現，大家想要的都一樣，不外乎是愛、喜悅與平靜。詢問我的病人，並深入探究，直到抵達他們眞正想要的事物的核心之後，也證實了這一點。當然，許多人從來不明白這是他們眞正想要的，那就另當別論了，而這種狀況本身就是一種心病。

信念釋放力量

想得到結果，就必須有力量。這就好比吸塵器得插電才能使用，汽車沒油就開不了，或者一個人沒吃東西就無法正常活動。在獲得任何結果之前，必須先有力量；力量愈大，結果就會愈好。

如今在你體內，在你的「心病」之中，也有一股強大的力量。這股力量可以建設，也可以破壞；可以阻礙你的目標、人際關係，引發疾病與病痛，也可以給你力量，讓你獲得傲人的成就、美妙的人際關係和絕佳的健康狀態。你在前面已經寫下自己想要的結果，而達到這些結果所需的一切工具與資源，你原本就擁有，只是得把力量釋放出來。

該怎麼做？**信念可以釋放力量**。

我們可以在「安慰劑效應」中看到信念的力量。所謂的安慰劑效應是：給病人一顆糖錠，告訴他這是新的特效藥，什麼疑難雜症都能解決。令人稱奇的是，許多人雖然並未服用任何有治療作用的藥物，卻眞的產生了預期的療效；換句話說，一顆糖錠就能解決問題！其實，美國曾經發表一份全國性的調查報告，指出有半數醫生都承認自己會開安慰劑給病人。丹麥、以色列、英國、瑞典和紐西蘭等國的調查也發現類似的結果。先撇開醫療倫理不談，爲什麼醫生會把糖錠當藥來開？因爲安慰劑確實有效！

還有另一件事能證明信念的力量，也就是安慰劑效應的反面效果：反安慰劑效應。醫界皆知，如果醫生開安慰劑給病人時，告訴他們或許會出現某些不好的副作用，病人就可能會眞的出現那些反應！這就是「反安慰劑效應」。《時代》雜誌報導過由義大利神經科學家馬帝納．亞曼奇歐主導的一項著名的疼痛研究，內容提到：「在抗憂鬱藥物的雙盲臨床試驗中，如果研究人員一開始就警告病人可能會出現腸胃不適等副作用，即使病人拿到的是糖錠，也會出現這些副作用。」

此外，如果拿到安慰劑的病人**以爲**自己服用的「這種藥物」會有某些副作用，就眞的會出現類似的症狀。「吃下糖錠的病人通常會出現反安慰劑的問題，症狀符合他們以爲自己服下的藥物所可能產生的副作用。例如以爲自己服用的是非類固醇消炎止痛藥的病人，會出現胃痛、口乾等副作用。」

最近有人告訴我一項研究，受試者全都是有慢性疼痛問題的病人。研究人員給這些人安慰劑，告訴他們這是一種藥效絕佳的嗎啡新藥，對緩解疼痛具有神奇的效果。可想而知，許多受試者的疼痛果眞消失了。這種現象在全球各地的研究中屢見不鮮，但這些研究人員接下來做的事，可就是我未曾耳聞的了。他們探入那些服用安慰劑的受試者體內，查看究竟發生了什麼事，讓他們疼痛盡失，沒想到卻發現驚人的結果：人體之中竟然眞的製造出濃度極高、類似嗎啡的天然物質，這就是疼痛消失的原因。這是怎麼回事？沒有人明白，我們只知道，有關安慰劑的研究已歷時五十多年，這些研究無疑證明了身、心做得到我們認為不可能的事。造成這種驚人結果的原因是什麼？是「相信」。而我無法想出比「反安慰劑效應」更好的例子，來說明信念如何釋放力量，製造出我們所獲得的結果。

我用另一個例子說明這件事。能導致我們所得到的結果的，不只有糖錠和體內的化學反應，人的思想、感覺和行為也會。還記得我在第六章提到一位空手道小男孩嗎？那個小男孩劈磚碎石的功夫，之前從來沒有其他大師展現過，而他所經歷的，就是與安慰劑效應相反的事。安慰劑效應是一股因為相信而釋放的小力量，但其實你相信的是謊言，效果也不持久。而那個空手道小男孩相信的是全然的眞相，是百分之百，毫無懷疑、恐懼或困惑的眞相。因為有著這份信念，奇蹟似的結果（有人甚至會說是不可能的結果）就會發生。這就是根據破壞性記憶（內含謊言）過生活，與相信眞相過日子，兩者之間的差異。

關於「肯定句」的驚人眞相

在此必須暫停一下，先處理「肯定句」這個主題。迄今數十年來（過去二十年是全盛時期），自我成長領域充斥著肯定句。許多「大師」累積了萬貫家財，靠的是教人：只要相信就能得到想要的一切，而正確的肯定句能創造信念，「神奇地」帶來新車、財富、一生的摯愛，甚至生理上的療癒。

問題是，這種奇蹟幾乎從未發生。一輩子沒做過什麼壞事的人將數萬美元與數十年光陰耗費在這種根本是「安慰劑」的做法上，最後還陷入惡性循環，讓他們夢想破滅，窮者更窮，而且發現時通常爲時已晚。

這種「想要就說出來」的肯定句法，我試驗了大約兩年。我把受試者連接到可以測量壓力的心率變異度儀器上，然後請他們說「我的新車正朝著我開過來」或「我的癌症正在療癒」之類的肯定句。

猜猜看發生了什麼事？這些人的心率變異度會暴跌，意味著說這種肯定句反而造成莫大的新壓力——請記住，壓力幾乎是人類所知一切壞事的肇因。二〇〇九年，加拿大的滑鐵盧大學公布了一份測試肯定句效果的新研究，當時還成爲全球的頭條新聞。他們的研究結果是：這種肯定句對多數人不僅無效，甚至會讓情況**惡化**。

這就是爲什麼多年來我要提倡我所謂的「聚焦眞相敘述句」。沒錯，這些句子是肯定句，但也是你眞正相信的事。因此，倘若心裡並不這麼想，就不要說「我的癌症正在痊癒」之類的話，倒不如說「我想要我的癌症痊癒，我相信它能痊癒，請上帝（或任何你相信的更高力量）幫助我實現這件事」這種聚焦眞相敘述句。當連接到心率變異度儀器的人說出聚焦眞相敘述句時，通常壓力就會減輕。兩者的差異，就像安慰劑和眞正的藥物之間的不同。其中一種敘述句說的是你相信的事，而且是正向的、肯定的，另一種所說的內容其實你並不相信，因此對你的心而言，你是在撒謊。

相信眞相才能改變自己的實相

我們所做的，一定是自己相信的事；如果你正在做自己不想做的事，那是因爲你有錯誤信念。若希望改變自己並不想要的行爲，就必須改變信念。安慰劑效應似乎清楚地說明了這一點，但遺憾的是，我必須指出另一個問題：安慰劑的效果幾乎無法持久，這是個衆所皆知的事實。這表示，如果你獲得了自己想要的生活或健康狀態，那只是「曇花一現」，無法久留。因此，安慰劑效應事實上可能非常危險。只因爲某樣東西或方法聽起來很不錯，就砸錢試試看，這樣的花費每年高達上億美元。在嘗試的過程中，可能會覺得情況有所好轉，但這種狀況無法持續下去。然而，我們卻可能因爲覺得這種藥物或課程稍微有效，就經年累月地嘗試下去，希望藉此改變人生，實際上卻無力改變任何事。

安慰劑的效果為什麼無法持久？道理其實很簡單：因為這些人相信的事情並非眞相。他們相信糖錠是一種特效藥，但再怎麼相信也不會成眞。如果希望效果持久，必須有可以持續下去的力量。

你不能只讓吸塵器插電三十秒，就期望把地毯吸乾淨。吸塵器必須一直插著電才行。只有相信全然的眞相，才會產生持續力。令人驚訝的是，無論什麼事，只要相信就能釋放力量——雖然聽來荒謬，但即便是謊言也會釋放力量。這就是為什麼相信謊言危害甚劇，因為只要出現些許自己夢寐以求的結果，尤其是在生病或有需要時，就很容易被迷惑而緊抓著不放，然後就被拉進黑洞裡，讓自己成為謊言的俘虜。那麼該如何逃出黑洞呢？你必須棄絕謊言，擁抱眞相，而且是全然的眞相，除了眞相，什麼也不信。這件事乍聽很簡單，卻行之不易，因為擁抱著謊言的人很容易感到困惑。關於困惑，之後會有更詳細的討論。

有一件與量子物理學有關的事情很有趣：量子物理學認為，實相會因為人的看法而改變；換句話說，看待或觀察微粒子的角度，能眞正改變粒子的物理結構與物理現實。而看待事情的角度則取決於信念。這本書自始至終不斷重申：只要以眞相和愛來看待自己的人生，就一定能改變你的實相與結果。

因此，相信與你人生有關的在愛中的眞相，將釋放出能創造結果的力量，而且是最好的、無與倫比的結果，範圍涵蓋健康、富足、親密關係、成就，當然還有愛、喜悅與平靜。你會得到哪些結果？只有你自己和上帝才能回答這個問題。清除心裡的垃圾之後，你就會知道自己的使命與命運。

那麼該如何相信在愛中的眞相呢？一切就從眞正的眞相開始，但偶爾必須在謊言森林中披荊斬棘，才能抵達眞相所在地。

困惑如何妨礙眞相？

首先應該療癒心中的破壞性記憶。爲什麼？因爲就是這些記憶讓人相信不眞實的事。這種情況叫什麼？叫作困惑。而困惑的結果是什麼？是走錯路。相信眞相會讓人有一種「我知道這是對的！」的感覺，但如果相信的是不眞實的事，就會感到困惑，不知何去何從。

造成困惑的原因有三。一是相互衝突的細胞記憶，換句話說，有來自過去的聲音告訴你該怎麼做，但這些聲音同時又要你做不一樣的事。二是潛意識與意識的衝突（我們稱前者爲心，後者爲腦，請參閱第七章）。而造成困惑的第三個原因，則是壓力造成的「智力衰退」（參閱第一章）。壓力會降低或關閉我們的理性推理能力，既然百分之九十的人或多或少都感受到生理壓力，因此正確清晰地思考的能力也會被降低到處於壓力之中的程度。

你現在覺得困惑嗎？如果是，那麼是由上述哪一個原因造成的呢？許多人是三個原因都有。

我家的書櫃占了客廳一整面牆，崔西在絕望地尋找憂鬱症療法的那十二年間，讀過書櫃裡的每一本書，以及其他許多書籍。那些年裡，每次看到崔西正在讀書，或是聽有聲書或演講時，我會覺得很振奮，心想這樣也許就能把眞相帶進她心裡、破除她憂鬱症的禁錮。

然後，我會問崔西覺得她在讀的那本書如何，或者她是否學到了什麼（那些年我肯定問了不下五百次），每次她的回答都是「我不懂」這三個字。我往往會請她稍作解釋：「你是說你看不懂內容嗎？」崔西會答道：「我當然看得懂。這一段我讀過四遍，簡直可以倒背如流了。我只是不懂為什麼我的生活一點也沒有改變。」我覺得這是我們前十二年的婚姻生活中最大的謎團，因為崔西涉獵的書籍中有許多令人拍案叫絕的眞理與雋永智慧，她怎麼會不懂？怎麼會一點改變也沒有？這些眞理都很適合她的人生，她怎麼會看不出來？

等學到你現在拿著的這本書中的眞理時，我才恍然大悟。原來崔西看不見眞理。當時的她被心中那些虛妄的事情與謊言蒙蔽，正處於極度困惑的狀態中（記得當心與腦發生衝突時，獲勝的是心嗎？），以致於無法明白那些眞理。如今她的心中有眞實的信念了嗎？當然有，而且還很多呢！不過，當心中的眞相與你或多或少相信的那些謊言發生衝突時，就是會出現這種情形。眞相和謊言似乎都有某種程度的正確性，因此令人感到困惑。我們可能會覺得這個選項比那個好，但心中依然覺得迷惘，無所適從。

平靜是困惑感的試金石

該如何檢驗這種困惑感？就看心情是否平靜。如果某個信念或行動方針讓你覺得平靜，就表示你相信的是在愛中的眞相。如果感到焦慮、難過、困惑、猶豫、胸悶或胃痛，就表示你心裡覺得你所相信的事正在妨礙你相信完整、眞正的眞相；換句話說，你相信的並不是在愛中的眞相，自然也得不到想要的結果。

我必須針對目前正在討論的這種平靜多說幾句。許多人會把平靜與另外兩種感覺混爲一談，其中一種是因爲「事如人意」所產生的快樂滿足感，這不是平靜，而是好運。你怎麼知道自己的感覺是哪一種？請想想，即使狀況對你不利，你也能心平氣和嗎？或者，你會突然陷入困惑、沮喪、焦慮的情緒中？眞正的平靜是不受外在環境影響的。

第二種常常被誤認爲平靜的感覺是「麻木」。「我不覺得困惑，我不覺得焦慮，我不覺得害怕，我不覺得痛苦……我什麼感覺都沒有！」這也不是平靜，反而往往是體內帶有大量破壞性細胞記憶的證據，且規模大到心必須關閉「感測器」，你才能活下去，因爲你所感受到的一切帶給你太大的痛苦了。

完整眞相的力量

本書一開始承諾了一些結果，若想得到這些結果，就必須相信眞相。

小時候，我看過一部叫《歡樂滿人間》（*Mary Poppins*）的電影，把我迷得神魂顚倒。看完電影之後，我立刻衝回家，拿把雨傘就從屋頂往下跳。不，我不是想自殺，只不過看了女主角茱莉·安德魯斯撐著傘在天空飛的畫面之後，我顯然相信自己也做得到。你要我提出我相信自己能飛的證據嗎？我從屋頂往下跳耶！人所做的每一件事，都是因爲我們秉持著某種信念。如果我不相信自己能飛，怎麼可能從屋頂往下跳？我由衷相信撐傘就能飛，但這麼做卻無法讓我得到想要的結果——飛上青天。要得到結果，唯一的方法就是相信眞相。

你說：「等一下，我還以爲只要相信某件事，就會釋放出力量，即使那件事並不是眞實的。所以，從屋頂往下跳這個故事的力量在哪裡？」第一，力量在我的心裡。從屋頂往下跳的那一刻，我覺得自己像個超人——我可沒嗑藥喔。我強壯、自由、快活……這就是力量！第二，我跳下來了。你去找一百個和當時的我年紀差不多的孩子，要他們在屋頂上排成一列，然後一個個往下跳，你覺得有多少人眞的敢？或許一個都沒有！即使拿出錢、糖果或影片試圖賄賂，他們可能還是不肯跳。我想說的是，要一個小孩子違反所有生存本能，只爲了做他心裡想做的事，需要多大的勇氣？這就是力量，這就是結果。問題是，我並未獲得自己想要的結果，當然這種結果也不會持久。

所以，我得到一部分眞相，也就是我看了一部電影，看到有人撐著傘飛。然而，我卻漏掉了另一部分眞相：飛離屋頂違反「地心引力」這條自然界的鐵律。如果我不是一離開戲院回到家就立刻往下跳，而是蒐集更多資訊，了解眞相，我確信當時的我一定不會往下跳。我會去找地心引力的相關資料，一頭栽進百科全書裡；我肯定會請教父母，萬一走投無路，甚至還會問我哥；隔天去幼稚園，我可能會問老師有沒有看過那部電影，對於從屋頂往下跳這件事有何看法。你明白了吧？這麼一來，我會有足夠的新資訊，而且是眞實的資訊，心裡就不會產生假象，也就不會有受重傷的可能了。

想獲得持久的結果，你少了哪個元素？

你可能已經想到有某樣東西不見了。現在先稍微複習一下。第一，你必須知道自己想要什麼結果。第二，要達成那些結果需要力量。第三，信念會釋放力量。第四，你必須相信眞相，才能得到自己想要的持久結果。所以，少了什麼呢？這就回到崔西說的「我不懂」那三個字了。換句話說，我們可能擁有獲得持久結果所需的一切眞相，卻還是沒有釋放出任何力量。這就是崔西在二〇〇一年春天之前的狀態，也是貫穿本書最重要的議題。現在多數人可以取得的眞相多過於從前，尤其在這個網路時代，這表示持久的結果應該比以前更多才對，然而情況並非如此。沒錯，現代人的壽命長度不亞於任何時代的人，許多時候甚至更長，但我們的健康卻每下愈況，生理上和心理上都是：過去少見的氣喘現在成爲小孩子司空見慣的毛病；癌症一躍成爲現代人十大死因中的第一或第二名；服用抗憂鬱或抗焦慮藥物的人愈來愈多；人際關係似乎用過即丟。

這種現象怎麼會發生在醫學日新月異的現在？你應該知道爲什麼了——因爲這些醫學上

的進步處理不了問題根源。問題的源頭在於破壞性細胞記憶。這個社會天天用電視、電影、雜誌和報紙裡的負面影像淹沒我們，但大多時候，我們渾然不覺。

我看過一則電影廣告打算用以下幾個主題勾起觀眾看這部電影的欲望：「性、謀殺、背叛、欺騙」。結果，這些元素正好構成了讓人生病、讓人得不到自己想要的結果的細胞記憶。看一部好電影能讓人內在充滿眞實、健康、療癒性的記憶，反之，看一部爛電影則會傷害我們。

不過，讓我們回到原先的問題，看看到底少了什麼。相信眞相的關鍵，在於「了解」。

了解全然的眞相才能獲得持久的結果

還記得史丹佛大學醫學院的立普頓博士所做的研究嗎？他提到，壓力讓人生病，而壓力的成因絕對是錯誤信念。何謂錯誤信念？也就是相信不眞實的事物——其實更準確的說法應該是「誤解眞相」。在每個破壞性細胞記憶中，幾乎都存在著某個眞相。第五章提到的那位被強暴的女士，她對強暴的許多記憶都是千眞萬確的。事實上，她記得的事大多是眞的，唯一不眞實的，是她對強暴這件事的詮釋：她覺得「我一文不值；我永遠都不安全；大家不會再用同樣的眼光看我了」。不知怎地，她看著發生在自己身上的事實與眞相，卻歸納出錯誤的結論。她誤解了眞相。而在冰棒故事中，那位甜美的女士所相信的事情也多半是眞的：母親的確給了姊姊一根冰棒，也確實有說沒辦法給她。此外，她母親還說只要她肯乖乖吃飯，就會給她冰棒，但她卻詮釋錯誤、誤解狀況，因此得出錯誤的結論。她的結論和那位強暴受害者的很像：「沒有人愛我；我毫無價值；我有某些地方不好。」兩位女士過著類似的生活：缺乏力量，得不到自己想要的結果。當然，被強暴的那位女士狀況嚴重得多，但兩人的潛在信念非常相似。

罹患憂鬱症的崔西，被強暴的女士，冰棒故事的女主角，在這三個案例中，一旦她們療癒了心的謊言，便有能力了解眞相。而相信眞相就能釋放力量，最後這三個人都得到自己想要的結果，而且效果持久。

無論什麼問題，都必須先找到全然的眞相，才能獲得自己想要的持久結果。這件事乍看之下令人望之卻步，不過別氣餒，沒那麼難，只要有一顆相對澄淨的心，那麼在第一次看到或聽到眞相時，心裡通常就能清楚地知道。眞相和我們起了共鳴，在內心深處，我們知道自己是誰。那是因爲人的內在有一種叫「良心」的機制，它唯一的目的是幫助我們發現這些眞相。然而，當心裡存在著太多與某個主題有關的謊言時，良心的聲音就會被相互較勁的反對聲浪淹沒，或者至少會被混淆。關鍵在於清除心中的誤解，而這些誤解深深烙印在細胞記憶裡。

這絕對不是一件簡單的事。以往大家會花數年時間接受諮商或心理治療，也會買多到可以開圖書館的自我成長書籍來看，就像崔西一樣，卻通常不見起色。這是因爲我們一直試著療癒細胞記憶，所使用的工具卻沒辦法做到這一點。不過自從二〇〇一年發現療癒密碼之後，我們現在已經有了一個簡單的工具，能持續治療問題根源，而不只是處理症狀。下一章會更詳細介紹療癒密碼。

療癒密碼與祈禱一起運作

我不希望你以為在發現療癒密碼之前，心病是無法被治癒的。若想療癒心病，就必須用眞相取代謊言，而這正是「祈禱」的中心思想。問題是，即便是基督徒，也鮮少有人眞的藉由以眞相取代謊言，讓上帝療癒心中的垃圾。療癒密碼並不是在祈禱的層次運作，也無意取而代之。它的層次比較接近之前提過的「處理策略」，想取代的也是它們。就像前面所說的，療癒密碼的效果優於那些處理策略，因為它能治療問題根源，而不只是試著減緩或處理症狀。療癒密碼與祈禱一**起**發揮作用，下一章會提到這一點。在做任何事之前，我一定會先禱告，請上帝運用祂選擇的任何一種方法（包括療癒密碼）來介入。

本書的第一章承諾過，你一定會得到自己想要的結果。現在讓我們回顧一下可以讓你如願的五個步驟：結果、力量、信念、了解、眞相。只要有勇氣將這些步驟應用在生活中，去改變你想改變的事物，就能得到自己追求的結果。

這是否表示無論你在展開這個過程之前決定想要什麼樣的結果，最後一定都能如願？

不，不是這樣的。這意味著你會得到最好的結果，而且可能是超乎你現在所能想像的結果。

你很快就能開始改變人生

如果你有人際關係方面的問題，那是因爲有人不了解與這段關係、你的人生、所處環境或他自己有關的眞相。然而只要了解眞相，導致這些問題的原因便昭然若揭。

如果你碰到事業或財務上的問題，我們敢拍胸脯保證，一直在阻礙你成功的，是對眞相的誤解。誤解眞相會讓人無法做出可以帶來成就與成功的事，反倒去做一些可能破壞結果的事情。換句話說，你相信的是謊言，而那些謊言奪走了讓你成功所需要的力量。

當然，如果你有健康問題，一定是因爲相信與眞相不符的謊言所造成的，連最優秀的醫學人才所做的最新、最棒的研究都這麼說。相信謊言會觸動人體的壓力反應，導致細胞關閉，最後讓人生病。

接下來，我們在本書的第二部提供了一項機制，它能爲你的人生、健康與富足打造新的基礎。此外，我們也歸納整理了所有資訊，讓你清楚知道該如何處理製造問題的兩種壓力，一是來自不好的細胞記憶的潛意識壓力，二是來自外在環境的意識壓力。在今天結束之前，你就可以開始改變自己的人生了。

第二部

療癒生命中各種問題的方法

第九章

何謂療癒密碼？

本書第二章列舉了幾則療癒者的見證，這一章會再提供一些，好讓你知道有哪些可能。這都是使用者主動提供的故事，他們來自美國五十州及全球一百四十多個國家，過去幾年來，這些人的生命因爲療癒密碼而改變。任何時候，只要你準備好了解療癒密碼「是什麼」及「怎麼做」，翻到第二〇二頁即可開始。

不過在這麼做之前，我們強烈建議你至少快速瀏覽接下來這幾頁的見證故事。爲什麼？因爲裡面都是眞實的人，就像你一樣。無論男、女、老、少、生病、健康、絕望、充滿希望，他們都曾經像你一樣在尋覓方法（否則你就不會讀這本書了）。其中甚至還有動物神奇療癒的故事。我們希望你在接下來的故事裡親自去發掘，然後在一去不復返的一天又過去之前，可以滿懷希望地採取行動。

無法原諒

我正在度假，遠離我的丈夫。做療癒密碼真的為我帶來許多好處，我感覺自己不一樣了，許多時候甚至覺得幸福，對所有人都有滿腔的愛，可以用全新的眼光看待他們。長久以來，我和丈夫之間的問題出在我無法原諒他，對他的負面情緒強烈到「十」的程度。而隨著假期結束、回到他身邊的時間接近，這個問題也一直懸宕在我心中。我決定再度專注在「無法原諒」這個問題上。回到家以後，我和丈夫坐下來聊天，結果，我的負面情緒全部消失了！我很驚訝，因為多年來我一直認為這是一件無法改變的事。現在，這個問題在量表上的分數是零了！

——泰娜

孩子對父母死亡的恐懼

我女兒凱西今年十歲。她一直缺乏安全感，總是需要大量的關注，也很黏人。過去五、六個月，這種情況變得快讓人受不了。我丈夫和我窮於應付、不知所措。長久以來，死亡的陰影一直縈繞在凱西心頭，她會做惡夢、失眠、整天哭、無法上學，日子過得很不愉快，因為她擔心我和我丈夫其中一人會死。

小姑鼓勵我們試試對凱西操作療癒密碼。我不確定該如何用它來處理女兒的問題，因此試著用很簡單的方法去做。凱西似乎很能接受，因此我請她想像某個一直困擾她的畫面。她照做了，然後開始哭泣，並給這個畫面十分。接著，她挑選自己的聚焦真相敘述句，我則著手操作療癒密碼。她開始深呼吸，立刻放鬆。我原以為她沒辦法坐著不動，因為她一向是個坐立難安的孩子，結果她卻很放鬆地坐在那裡。做完之後，她簡直脫胎換骨了，讓我很激動。她說那個畫面（記憶）的分數幾乎降為零。凱西看起來很開心，不斷央求我再陪她一起做療癒密碼。下一次，她選擇了一個不同的畫面，也給它十分。同樣地，做完之後她說那個畫面不再困擾她了。她心中不再有任何畫面，感覺也變得很好。她現在是個截然不同的小女孩了。

——蘇

脊椎側彎與慢性疼痛

從七歲開始我就有脊椎側彎的問題，期間還有五年戴著護具。到了二十幾歲，我便出現慢性疼痛問題。過去幾年來，我試過指壓療法、瑜伽、身體工作療法，也服用營養補充品，各種方法都試過了，卻只能暫時舒緩症狀。我想我從未妥善處理、克服壓力，因此外界的每一件事都能誘發壓力，讓我難以負荷。結果第一次做療癒密碼，我就感受到驚人的效果。首先，我感覺到深層的放鬆與平靜，所有的疼痛都消失了。我覺得自己變得更輕盈、更平靜、更專注，肢體活動變得更流暢。這身疼痛已經伴隨我三十年，現在卻完全消失了。

至今我已經做了兩個半月的療癒密碼。我的肺部清乾淨了，體內排出許多毒素，脊椎也變挺直了，而有些因為脊椎側彎的壓力而擠在一起的骨頭，現在也開始慢慢鬆開。這是多大的改變啊！

——凱薩琳

身體功能在術後多年恢復

我和丈夫一起做療癒密碼至今約三個月，我們發現自己不但感覺好很多，也比從前更快樂、更開朗、更有自信。即使已共結連理五十載，我們還是有許多事可以一起學習、一起執行。我丈夫三年半到四年前癌症發作，左臉必須動大手術，還得忍受放射治療之苦，後來便喪失了感覺和分泌唾液的能力，也失去大部分的味覺。然而，這些能力現在開始慢慢恢復，他的左臉有感覺了，還能夠吃出多年來無法嘗到的味道，也不再口乾舌燥，而且我發誓他光禿禿的頭頂也長出頭髮了！醫生說他原本就會恢復到某種程度，但是做療癒密碼之後，他恢復的身體功能更多了，我們真的很興奮，也覺得很幸運。

——瑪麗蓮

情緒與行為療癒（成癮症）

一開始，我做療癒密碼是為了處理某個生理問題，有趣的是，我愈勤快地使用療癒密碼處理生理問題，就體驗到愈多情緒療癒的狀況。我接受過很棒的心理諮商，也參加了「十二步驟計畫」這個用來處理酒精成癮、毒癮或強迫症等行為偏差的療程。即使我知道那些療法也讓我有大幅度的改善，但療癒密碼卻使我的健康行為從刻意的思考過程，轉變為自動自發的行為。這是一種全新層次的自由，對此我感到十二萬分的感激。

——潔咪

失眠

我一定要告訴各位療癒密碼帶給我多大的快樂。失眠問題大概困擾了我一輩子，但做了療癒密碼之後，我的睡眠模式幾乎立刻改變了，所以我現在睡得比從前更香更甜。我持續做療癒密碼，相信其他的問題也將被治癒。

——海莉

三叉神經痛

八年多來，我承受著一種叫三叉神經痛的疾病所引起的劇烈疼痛，吃喝、說話、刷牙、觸摸，甚至只是一陣清風撫過臉頰，都會讓我痛不欲生。有時我會一動也不動地躺著，感受著反覆出現、彷彿劇烈撕扯般的臉部疼痛。即使不痛的時候，我也一直擔心、害怕下一波如閃電般的疼痛何時會再出現。

使用療癒密碼才短短兩週，我就覺得疼痛的強度和頻率都降低了。又過了一週之後，有一天半的時間疼痛完全沒出現，後來疼痛的強度和頻率持續緩慢降低。開始做療癒密碼至今已經兩個月，我很興奮，迫不及待地想告訴全世界：過去一週我完完全全不痛了。這真是太神奇了！我這一輩子都會繼續每天使用療癒密碼！

——莎拉

背傷與偏頭痛

有一次，我明知工具箱太重卻硬要拿，結果背部嚴重拉傷。幾天後，我的背痛得不得了，還蔓延到腿部。我去看了兩位整脊師，但這次他們也莫可奈何。於是我去找我的醫生，她開了緩解疼痛和鬆弛肌肉的藥給我，然後要我接受為期六週的物理治療，但毫無效果。有位好友告訴我療癒密碼的事，於是我也訂購了一套——事到如今我什麼都願意嘗試。結果才短短幾天，狀況便開始好轉，一週之後背就再也不痛了。我簡直不敢相信。我鼓勵我丈夫也試試，看看對他會有什麼效果，結果他偏頭痛的狀況也改善了。目前他正在用療癒密碼治療低血糖症。

——喬伊絲

糖尿病

我是個糖尿病患，過去十年都依賴胰島素，一天得注射四次。後來我開始出現糖尿病併發症，讓我很擔心。起初是手腳冰冷，然後是一些小問題，例如視力減退，腳痛，一個晚上要起來解尿三、四次，整天都覺得累，脾氣暴躁，而且非常容易感受到壓力。

我開始在家做療癒密碼已經三週了，到目前為止，腳痛消失了，上坡時感覺腳變得輕盈許多。我注意到自己的生活出現很多不同，例如我不再半夜起床，也不再覺得累；我的腳愈來愈有感覺，也不再冰冷；家人不久便注意到我不再亂發脾氣，而且心情非常平靜，不會因為一點小事就覺得壓力很大。我的糖尿病痊癒了嗎？目前我必須承認還沒有，但我接下來要說的是：我得減少胰島素注射量，因為我的血糖值正在降低。到目前為止，我才做了四週的療癒密碼，感覺卻比過去十到十五年更好。

——史蒂夫

治癒寵物

我已經做療癒密碼幾個月了，效果非常好，但昨晚的經驗卻是最棒的一次。

我在家裡養了許多稀有動物，昨天我很晚才下班回到家，照料這些小傢伙的動作就比平常快許多，因此沒注意到有隻小蜥蜴溜到外頭，結果一不小心，我就踩到牠的頭了。

血從牠的眼睛和嘴裡流出來，我以為牠的頭被壓扁了，覺得好內疚。牠嘴裡流著血癱在那裡，當時我還以為牠死了。我把牠放在幾張紙巾上，接著突然想到療癒密碼，便花了四十五分鐘為牠操作某個密碼，期間不斷查看牠的狀況，發現牠失去意識，呼吸短淺，但兩小時之內就恢復正常，不過仍閉著眼睛。隔天牠雙眼都張開了，活動力就跟平常一樣。這個療法真是太不可思議了。

——比爾

癌症

當女友得知她罹患了轉移性黑色素瘤時，我協助她開始使用療癒密碼，同時嚴格控制飲食，好讓免疫系統回復平衡狀態。結果，最近一次電腦斷層掃描顯示她體內已經完全沒有癌細胞了。我們迫不及待想知道下一次的血液檢查結果，想必一定是顯示她的免疫系統已經恢復平衡狀態了。

——威廉

為家人療癒痔瘡

這些年來，我使用過一些療法，效果卻很有限，包括情緒釋放技巧、瑟多納釋放法、雙腦同步共振冥想法、希塔療癒法、氣功、營養品，甚至試過催眠。

所以，你應該能看出我始終相信有個可以找到內在平靜、可以療癒自己的方法，也一直在尋覓。我知道總有一天，我一定能找到療癒我自己和我所愛的人的那把鑰匙。結果，我找到鑰匙了，就是療癒密碼！

我釋放了長久以來無益於我的錯誤信念（有些信念甚至影響了我的事業、健康和情緒穩定性），而且做法很簡單！我在不知不覺中便減重成功，甚至還能幫助我所愛的人消除健康問題！

其中之一就是我丈夫的痔瘡。他的痔瘡病史長達二十多年，但過去這幾年病情惡化，讓他覺得非常困擾。後來我終於說服他去看醫生，但那位專科醫師最快三個月後才有空，於是我開始為他操作療癒密碼。

到了約診那天，他告訴我他覺得不用去了，因為他認為自己的痔瘡已經痊癒了。我以為這只是他想逃避看醫生的藉口，因此堅持他仍須依約看診——老實說是我硬押著他去的！

檢查結果揭曉：痔瘡專科醫師找不到任何痔瘡跡象！他甚至不明白我丈夫何必跑這一趟。我丈夫很詫異地問：「你確定嗎？」什麼治療處置都不必，他的身體好得很！

現在我丈夫整天要我為他的各種問題操作療癒密碼，我一律照辦！

因此，我可以說我的追尋結束了，我已經找到可以療癒身、心、靈各種疑難雜症的鑰匙。如果任何人有所懷疑，我會說只要敞開心胸試試看，你也會成為死忠的信徒！

——羅莉

解除壓力的生理機制：療癒密碼

療癒密碼這項機制原本就一直存在人體中，之所以最近才被發現，或許是因爲直到過去這幾年，我們才找到某些科學觀念或比喻來了解這項機制的運作方式。

現在就讓我們開始認眞處理這個問題：療癒密碼是如何運作的？又爲何有效？

本書自始至終都在敘述壓力是所有疾病的源頭，而療癒密碼之所以有效，是因爲它從根源去除壓力。心數研究院的研究指出，只要能排除壓力，通常連基因問題也能痊癒。研究人員在人體中找到威力強大的療癒資源，能治癒受損的ＤＮＡ。

發現療癒密碼的同時，也揭露了一項生理機能，這項生理機能將自動開啓心數研究院找到的療癒資源。**療癒密碼便利用這項資源，將潛藏在破壞性影像中的破壞性能量模式或頻率，轉變成健康模式，因而達到療癒效果。**

人體有四大療癒中心，這四個中心可以有不同的組合，而療癒能量被導向不同的四大療癒中心組合之後，可以用來治療不同種類的不健康信念與影像。我們相信，只要以四大療癒中心的適當組合來做療癒密碼，就是在用健康的療癒能量灌溉體內的每個細胞。

那麼，療癒密碼究竟是什麼？它又如何能啓動如此奧妙的過程？

四大療癒中心

發現療癒密碼，其實等於發現人體的四大療癒中心。四大療癒中心相當於體內每個細胞的控制中樞，它們的運作模式好比隱藏的保險絲盒，只要按下正確開關，幾乎能治癒任何問題，方法是將關閉療癒中心的體內壓力排除，讓神經免疫系統得以繼續執行工作，療癒體內的任何差錯。

四大療癒中心的位置及其掌控的生理系統如下：

鼻梁：腦下垂體（通常被稱爲主腺體，因爲它掌控人體主要的內分泌過程）及松果體。

太陽穴：高層次功能的左右腦與下視丘。

下頷：情緒腦，包括杏仁核與海馬體，加上脊髓與中樞神經系統。

喉結：脊髓與中樞神經系統，加上甲狀腺。

換句話說，它們是人體每個系統、每個器官和每個細胞的控制中樞。療癒能量源自這些中心，也流向這些中心。

療癒密碼如何啓動療癒中心？

四大療癒中心是以手指啓動的。一個療癒密碼就是一組簡單的手勢，而且簡單到六、七歲的小孩都能輕鬆學會。做療癒密碼時，雙手十指要瞄準一個或多個療癒中心，與身體距離五到八公分，雙手和手指會將能量流導向這些療癒中心。

療癒中心啓動功能與免疫系統相當的能量療癒系統，目的不是消滅病毒、細菌，而是針對與做療癒密碼的人正在思考的問題有關的記憶。這個能量療癒系統使用療癒性的正面能量頻率，藉此消除並取代具有破壞性的負面頻率。

當細胞因爲操作療癒密碼而接收大量健康能量時，不健康的能量將被正能量抵銷，方式類似抗噪耳機消除有害的聲音頻率。等破壞性頻率被消除之後，心中的影像將與健康能量產生共鳴，因而促進影像所在的細胞、器官及人體系統的健康。療癒能量轉化了以細胞記憶形式儲存在身心的破壞性能量，最終影響人體細胞的生理機能。

為何稱之為「密碼」？

我們稱這個方法爲「療癒密碼」的原因是：每個程序都有一種編碼序列。我和班到夏威夷的茂伊島演講時，所住旅館的房門鑰匙就是密碼的形式。我們房間的前門有個鍵盤，只要按下一組正確的四位數密碼，就會聽到「喀嗒」一聲，表示門鎖打開了。

這就是療癒密碼的運作方式。操作療癒密碼時，會以某個優先序列打開四大療癒中心的某種組合，這個優先序列對於消除與特定問題有關的體內壓力及細胞記憶非常重要。做療癒密碼一般只需要六分鐘左右，就能用手指啓動四大療癒中心。你可以舒舒服服地躺在躺椅上做療癒密碼，還有人說他們是在講電話、看電視、讀書或從事其他活動時操作療癒密碼。

我們在下一章給你的萬用療癒密碼能以最佳序列啓動四大療癒中心，我們相信這就是爲什麼它幾乎對每個人、每個問題都有效的原因。

是否有證據證明療癒密碼確實有效？

如前所述，療癒密碼的效力建立在：

一、成千上萬的使用者聲稱自己療癒了各式各樣的問題，包括許多衆人以爲的不治之症。

二、根據主流醫學用來測量自律神經系統壓力平衡狀態的心率變異度檢測結果顯示，使用療癒密碼能排除體內壓力。

雖然長久以來，我們都知道破壞性能量模式會造成壓力與健康問題，然而現代醫學卻少有方法能消除這些模式。這些事實鮮爲人知的原因，是尚未找到一種可信賴、能持久、可預測、已證實的方法，將體內的破壞性能量模式轉變爲健康能量模式。此外，主流醫學典範讓人連企圖這麼做也不行，因爲主流醫學著重的是生化療法，而不是利用生物能量來預防或治癒疾病。

根據物理學理論，若想消除某段頻率，就必須有另一段相位相反但振幅相等的頻率。同理可證，若希望療癒密碼發揮效用，就必須找到相關的潛意識記憶，確定這些記憶的頻率，並創造相位相反但振幅相等的頻率。而療癒密碼確實能做到這些事！

療癒密碼不僅有效，成功率也將近百分之百。在墨西哥舉辦的一場會議中，與會的一百四十二個人都當場使用療癒密碼來處理與自己人生中最嚴重的問題相關的記憶。結果，操作了療癒密碼之後，所有人都讓自己那個記憶的負面力量降低到零或一的程度。

療癒密碼不僅有用，且效果持久。前面的章節已經提過，心率變異度的研究顯示，做了療癒密碼之後，即使相隔一段頗長的時間，受測者仍能維持能量平衡的狀態；至於使用脈輪/經絡療法的人，自律神經系統也能馬上恢復平衡，然而過了二十四小時之後，卻只剩兩位仍維持平衡狀態。相較之下，十位療癒密碼的使用者當中，二十四小時後仍處於平衡狀態的卻超過七位。據說這樣的結果前所未有。

根據自身的經驗與研究，我們相信治癒這些破壞性能量模式正是療癒密碼所做的事。而且，**療癒密碼並不需要我們去察覺那些正在被療癒的破壞性影像、信念、想法和感覺。**

療癒密碼專門處理心中的破壞性記憶影像，因此能夠療癒潛藏在生理與非生理問題之下的壓力與錯誤信念。

也許解釋得不夠詳盡，但我們真的相信療癒密碼可以取得看似奇蹟的療癒能量，而這個療癒能量的本質，我們已經知道了。

正如白光裡什麼顏色的光都有，我們認爲純粹的愛裡蘊含了所有的美德（勇氣、眞實、忠誠、喜悅、平靜、耐心等）。

事實上，我們相信純粹之愛的能量頻率將療癒任何事物，而且或許是唯一能這麼做的力量。愛的振動頻率是終極的療癒資源。

愛的記憶會將療癒能量傳遍全身

過去這幾年，有些人已經能將愛與其他美德的頻率分離開來並量化。愛的頻率存在洋溢著愛的記憶中，接下來我將證明這一點。

請回想你生命中最快樂、最充滿愛的記憶。閉上眼睛，花一分鐘再度完整體驗、重現那次的回憶。感覺如何？是不是很棒？你是否（至少在某種程度上）再次經歷了那個充滿愛的事件——即使事情發生在數十年前？爲什麼會這樣？

你一進入並啓動某個充滿愛的回憶時，愛的頻率便傳送到全身，產生相應的生理療癒效果。之前提到過，心數研究院的研究結果指出，啓動這種正面記憶，可以眞正治癒受損的DNA。

充滿愛的記憶可以將療癒能量傳遍全身，反之，痛苦、扭曲的破壞性記憶則會發送導致疾病與病痛的頻率。根據立普頓博士的研究，這些破壞性記憶會在體內傳播某種訊號，讓人將當下的種種情境詮釋爲具有威脅性的事件，即使它們並不是。這就是人體持續處於壓力之下的原因。

現在不妨做個相關的實驗。請回想一件仍然讓你覺得痛苦的事，注意自己有什麼感受。假如回憶這件事情的時間夠長，你不只會覺得心情不好，還會眞的將細胞切換到「自我保護模式」，讓神經系統進入「戰或逃」狀態。

不幸的是，潛意識會在你不知不覺中把焦點放在這些破壞性影像上。這種情形和意識層次的負面想法與影像一樣，同樣會破壞人體的生理機能。許多人每天庸庸碌碌地生活，絲毫不知這種「致病過程」正在發生，直到自己病重了才發覺。所以說，人類問題的源頭至少有百分之九十在潛意識，這讓人無法察覺到生理、情緒與心靈問題的肇因，並加以處理。

好消息是，**根除問題的關鍵已經找到了，就在人的心裡**，而不是在外界的任何事物上。我們只需要一種方法，就能取得心中那些愛的資源的力量，並利用它們來療癒致病的破壞性影像。

你爲何無法自行療癒？

倘若愛的資源早已在我們體內發送療癒訊號，爲何這些影像仍然無法自行療癒呢？

這就要再次提到祕密五了。之所以無法自癒的原因在於，當療癒頻率傳遍全身時，某些記憶或影像似乎因爲受到保護，而無法接收療癒能量——那些記憶可能是心理學家所謂的「被隱藏或被壓抑的記憶」，讓人意識不到，但我們也可能清楚察覺到它們的存在。這就好比心智在某些記憶的周圍構築了堡壘或要塞，目的是爲了避免我們因爲類似事件而受苦。人類心智相信假使戒備不嚴，我們就可能再次受到傷害。預防痛苦倒也無可厚非，但心智透過這種方式保護破壞性影像的同時，可能也阻止了人體資源抵達破壞性影像並療癒之。此時需要的，是設法將療癒頻率注入那些導致問題、卻無法接收療癒能量的影像裡。

而療癒密碼就是在做這件事。取得來自全身上下的愛與健康的資源之後，療癒密碼便透過手指，將那些頻率傳送到四大療癒中心，把能量模式從破壞性影像轉變爲健康影像，連受到保護的影像也不例外。

不斷有人告訴我們，在做療癒密碼的同時，傷痛的記憶似乎就這麼煙消雲散，生理症狀也消失了。我相信這正是許多物理學家所預測的事，舉史丹佛大學的提勒博士爲例，他曾經說：「未來的藥物將以控制人體能量爲基礎。」

說了這麼多，歡迎你來嘗試療癒密碼。它改變了我們及成千上萬人的生命，但願也能改變你的人生！

運動與高峰表現

我是個職業運動員，上過電視、雜誌封面和報紙頭條。我從小就離開家，接受世界級職業運動選手的訓練，最後也得償所願。我試過所有接觸得到的高峰表現心理學與訓練，也諮詢過紐約和洛杉磯收費最昂貴的醫生。

我學到的所有方法都教你「處理」限制住自己的事物，或是運用某種心理技巧來忽略它們。那些技巧不但大多時候都無效，也很費神。療癒密碼所做的卻是迥然不同的事：修復讓你停滯不前或限制住你的事物，也賦予你力量，讓你超越自己，將能力發揮到極致！最棒的是，它做起來又快又簡單，幾乎可說是輕而易舉。療癒密碼真的可以重新為你設定程式，讓你邁向成功！

——麥可

免責聲明與知情同意書

「療癒密碼」與「立即見效抒壓法」只為提供資訊與教育目的之用，並無意診斷、處方、處理或治療任何生理或精神疾病。美國食品藥物管理局尚未評估這份資訊，我們也未宣稱任何療效。

書中提到的見證代表使用上述產品似乎必然會出現的各種結果。至於會得到什麼樣的結果，可能因使用方式與投入程度而異。提供見證的人並未獲得任何形式的酬勞。

所有療癒密碼技巧，包括本書收錄的「萬用療癒密碼」與「立即見效抒壓法」，都是用來放鬆、抒壓、平衡生物能量系統的自助技巧，並無意取代醫療照護。請勿只根據書中的內容，就決定採取或不採取某種行動；反之，只要是與健康有關的任何事項，讀者都應該請教合適的健康專業人士。療癒密碼處理的是所羅門王在三千多年前稱爲「心病」的事物，沒有任何一個密碼是用來治療任何生理或精神疾病。每個療癒密碼都只專注於心靈問題。當這些心靈問題被療癒時，生理壓力會減輕，免疫系統功能也將提升。而在未受壓力抑制的情況下，免疫系統幾乎能治癒各種疑難雜症。療癒密碼百分之百專注於心病，也只把焦點放在心病。

療癒密碼並不是任何形式的諮商或心理治療，而是一項在二〇〇一年發現、二〇〇四年公諸於世的療癒工具。任何一個療癒密碼都只針對心（記憶）的破壞性影像，原本的設計就是要人按照指示使用。偶一爲之或有所保留地使用療癒密碼，可能會減緩破壞性影像的療癒速度。我們並不建議任何人中斷或逃避醫療或心理諮詢。

療癒密碼的理論與實踐奠基於經驗。二〇〇一年發現療癒密碼系統之後，經過一年半的檢驗，又花了一年半的時間包裝，如今大家才能在家裡輕鬆地使用這套系統。它獨一無二、與衆不同，至今從未有人說他們之前就接觸過這種系統。

根據保羅．哈里斯博士的說法：「這是唯一從未出現過證實有害案例的健康領域。」雖然這與我們的經驗吻合，但我們無法保證你身上會出現什麼效果。可以合理預測的結果是：做療癒密碼將治癒或改善心病，而操作立即見效抒壓法則能抒解壓力。

因此，本書內容及書中描述的方法不該取代醫生或其他領有證照的健康照護專業人士的建議與治療。本書提供的資訊和意見，乃根據兩位作者最佳的知識、經驗與研究結晶，內容正確無誤且扎實。未諮詢合適健康專家的讀者，必須自行承擔造成任何傷害的風險。

使用書中的技巧，表示你已經閱讀、了解並同意這份免責聲明，知情同意書也因此成立。

第十章 六分鐘的「萬用療癒密碼」

在診治數千名病人、現場演示、實施檢測的過程中，我們獲得以下結論：有個療癒密碼似乎對任何人、任何問題都有效。這或許是因爲這個療癒密碼能將四大療癒中心全部啓動，功能就像療癒「主碼」，能打開針對任何一種壓力的療癒過程。

學習這個療癒密碼只需要數分鐘，結果卻將持續一輩子！

另外請記住，你也能爲其他人操作療癒密碼，連寵物也行，只要依照指示操作即可。

如何操作萬用療癒密碼？

療癒密碼內含祈禱。祈禱是醫學界研究最多的做法之一，也一再被證實有助於療癒，即使患者本身並未禱告，由他人代禱也一樣有效。祈禱一直是我採取行動的第一步，連操作療癒密碼之前，我也會先禱告。療癒密碼只是一項工具，一種神奇的新「螺絲起子」，能做到其他螺絲起子未曾做到的事。然而再怎麼神奇，它也只是一把螺絲起子，最重要的是你與上帝（或任何你相信的更高力量）之間的關係——無論你是透過什麼方法建立這種關係。因此，請務必讓祈禱成爲你的首要重點，將使用療癒密碼視爲祈禱過程的一部分。

接下來，請依序操作第二〇四～二〇五頁所列的四個手勢。手指放鬆，讓它們在療癒中心「發亮」（彷彿你的指尖是聚攏在一起的小手電筒），距離身體五到八公分。手指是彎是直都無所謂（只要覺得舒服就好），不過指尖要瞄準療癒中心周圍的區域。

指尖與身體相距五到八公分，比手指直接碰觸療癒中心的效果要強上好幾倍。這麼做會在療癒中心入口的上方形成一個能量場，讓身體自動製造療癒所需的正/負能量模式。我在奧克拉荷馬市舉辦研討會時，有位男士告訴大家，讓手指與身體相隔一段距離是非常合理的做法，原理就像火星塞。他說，火星塞裡的兩個金屬電極（中央電極與接地電極）並不會互相碰觸，彼此隔著一段間隙，能量會在兩個電極之間循弧線行進。事實上，如果間隙不夠大，火星塞反而無法正常運作，也無法產生足夠的動力。療癒密碼也是同樣的道理。讓手指與身體相隔一段距離，能隨時創造出產生強大能量所需的兩極性。

四大療癒中心的位置敘述如下：

鼻梁：想像兩眉連成一線，其位置就在鼻梁與兩眉中心點之間。

喉結：喉結正上方。

下頷：下頷骨下緣後方的區域，位於頭部兩側。

太陽穴：太陽穴正上方約四公分處，往後腦杓移大概四公分，位於頭部兩側。

這四大療癒中心除了喉結之外，都有各自的正常手勢與休息手勢（喉結的正常式就是休息式）。休息手勢是爲了讓你把手放在身體上稍作休息，以便更舒服地進行這些步驟。之前提過，做正常手勢時，指尖與身體要相隔五到八公分。操作休息手勢時，指尖則從療癒中心下方或旁邊五到八公分處，朝療癒中心上方瞄準。

若動用到休息手勢，做療癒密碼的時間就要延長幾分鐘。如果手臂開始痠痛，無法做到療癒密碼設定的時間長度，就改做休息手勢，或用枕頭支撐手臂，或將手肘置於桌上休息。**即使雙手不知不覺移開療癒中心，療癒仍將持續進行，因爲你想療癒的意念遠比完美的手勢重要。**

操作療癒密碼之前，先在零到十的量表上評估當你想到自己的難處或問題時，感到不舒服的程度有幾分（十表示最不舒服）。這樣做很有幫助，也是評估你的進步幅度最好的方式，因爲你可以看到自己的不舒服程度降至零或一。

萬用療癒密碼操作步驟

請找個安靜、隱密，讓你可以放鬆心情，不會分心或受到打擾的地方做療癒密碼。以下是操作步驟：

一、依照某個問題困擾你的程度給分，從零到十，十表示最痛苦。

二、找出與該問題相關的感覺和不健康的信念，或者其中之一。

三、回想自己是否在生命中的另一個時刻體驗過同樣的感覺，即使情境大不相同。我們尋找的是同一種**感覺**，所以別太深入鑽研，只要花一分鐘問自己：「我的生命中是否有另一個時刻所體驗到的感覺和現在一樣？」我們要找的是類似的感覺，而非情境。比方說，如果即將接受健康檢查讓你感到焦慮，那你可能要問問自己在年紀較輕的時候是否感受過同樣的焦慮，而不是問之前有沒有做過體檢。請抓住浮現出來的最早期記憶，先專注於療癒這件事。

四、爲這個早期記憶評分（零到十）。或許還會有其他記憶，請找出感覺最強烈或最早的記憶，先處理它。目前正困擾你的問題之所以棘手，通常是因爲它與某個未療癒的記憶有關，或者被該記憶誘發。當你療癒這個早期或感覺最強烈的記憶時，其他與此核心記憶有關的所有記憶往往也會同時被治癒。

五、爲療癒祈禱，在禱告詞中插入你揭開的所有問題（「我四歲時的記憶」「我的恐懼問題」「我的頭痛問題」，什麼都可以）。

「我祈禱上帝（或任何你相信的更高力量）的光、生命與愛充滿我，藉此找到、開啓並療癒所有與——（你的問題或難處）相關的已知和未知負面影像、不健康信念、破壞性細胞記憶，以及生理問題。我也祈禱這次療癒的效力能增加一百倍以上。」（這可以知會身體將療癒視爲優先要務。）

六、做療癒密碼時，每個手勢要撐住三十秒左右，並重複念一句抵銷任何不健康信念或處理你問題的「聚焦眞相敘述句」（第十一章提供了一些敘述句範例）。操作療癒密碼的時候，要把注意力放在正面事物上，而不是負面事物。結束之前（通常已經依照下面第一到第四式的順序做了好幾回），請務必確認四個手勢都輪流做過了。整個過程至少要六分鐘——一個回合有四個手勢，以每個手勢三十秒來計算，六分鐘可做三回。想做更久也無妨，尤其如果你的問題的痛苦分數超過五、六分的話。六分鐘是我們建議的最少量，而四個手勢的操作順序如下：

第一式 鼻梁：想像兩眉連成一線，其位置就在鼻梁與兩眉中心點之間。

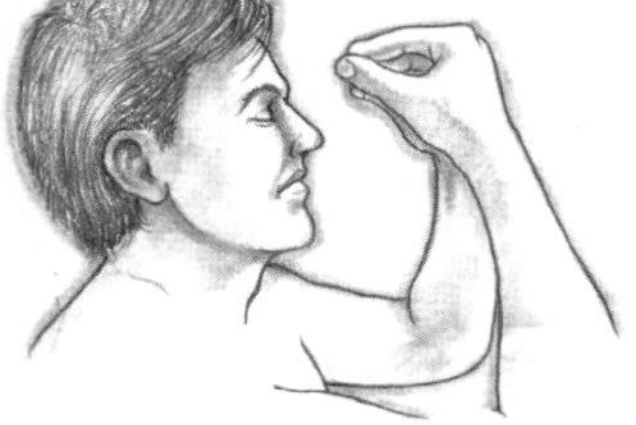

鼻梁式

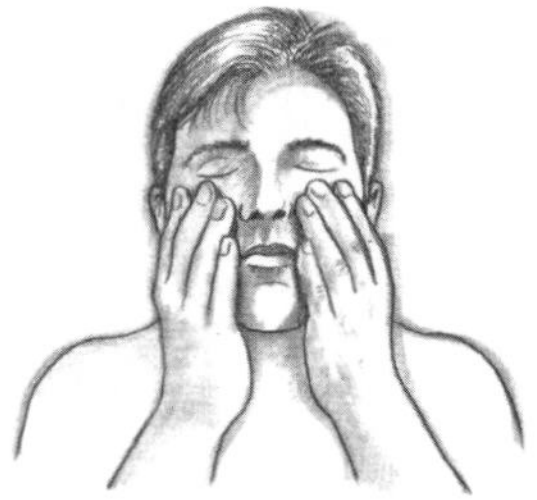

休息手勢

第二式 喉結：喉結正上方。

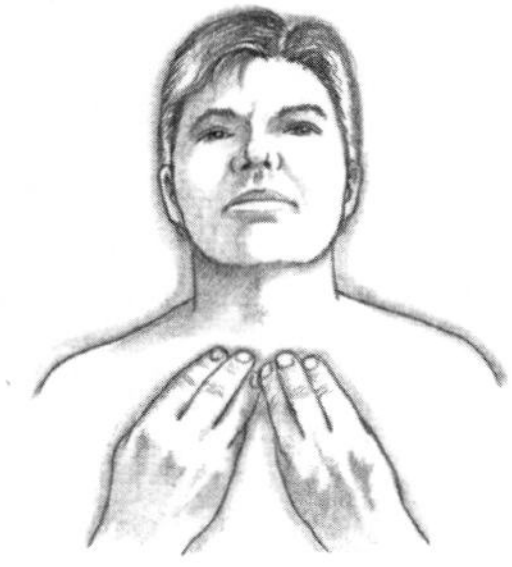

喉結式

第三式 下頷：下頷骨下緣後方的區域，位於頭部兩側。

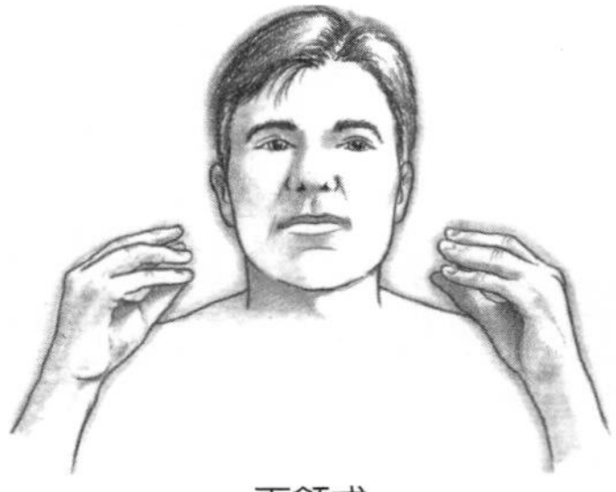

下頷式

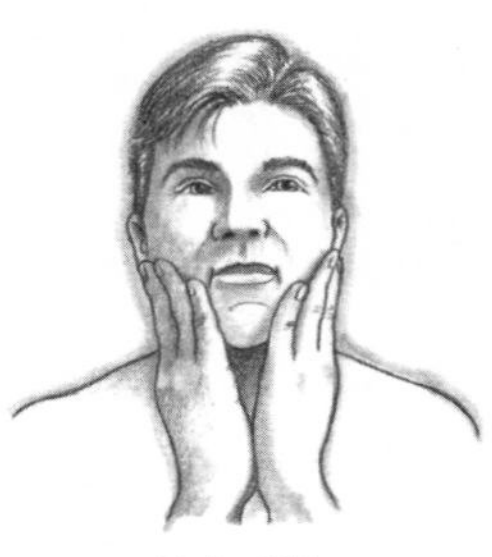

休息手勢

第四式 太陽穴：太陽穴正上方約四公分處，往後腦杓移大概四公分，位於頭部兩側。

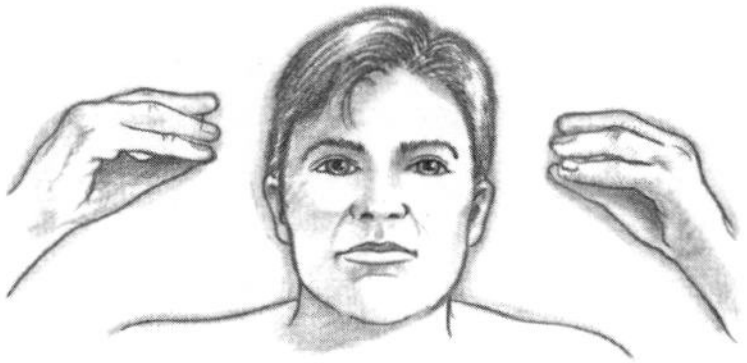

太陽穴式

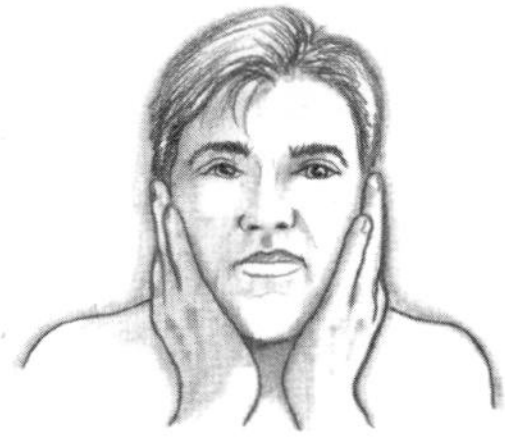

休息手勢

七、做完這個密碼之後，重新針對你的問題評分。當最早期／最強烈記憶的痛苦程度降至零或一時，就可以繼續處理下一個最困擾你的記憶或問題。

爲他人操作萬用療癒密碼

你也可以代替別人操作萬用療癒密碼，只要說下面這樣的禱告詞：

「我祈禱上帝（或任何你相信的更高力量）的光、生命與愛充滿＿＿＿＿（人名），藉此找到、開啓並療癒所有與＿＿＿＿（對方的問題或難處）相關的已知和未知負面影像、不健康信念、破壞性細胞記憶，以及生理問題。我也祈禱這次療癒的效力能增加一百倍以上。」

然後在你自己身上做療癒密碼。做完之後，只要祈禱：「我在愛中將這次療癒的效果全部釋放給＿＿＿＿（人名）。」

我們建議你一天操作萬用療癒密碼三次，必要時可增加次數，以更快速地得到效果。即使一天只做一次還是會有效，所以我們強烈建議你一天至少要做一次，每次的時間可以超過六分鐘。**重點是要持之以恆**。而一天至少做三次、每次六分鐘，是最理想的做法，也能帶來最好的結果。

操作療癒密碼時可能會碰上的問題

做療癒密碼時會發生些什麼？

操作療癒密碼的過程中，最可能在以下兩方面看到變化：

一、你正聚焦其上的影像或記憶。

二、因這些記憶而起的生理或非生理問題。

記憶影像改變：請記住，療癒密碼只能治癒心中的影像，無法將影像從記憶中刪除。意思是說，被消除的是依附在這個記憶影像之上的情緒強度，而非影像本身。許多人說他們在使用療癒密碼時，所聚焦的影像會慢慢消失，往往變得難以觀想，或難以聚焦其上。有些人這樣描述記憶被療癒的情形：彷彿賦予該影像力量的能量已經被排出影像之外，再也無法控制他們。此外，通常還會伴隨著平靜或「了結」的感覺。當你體驗到以上提及的一些或全部跡象時，就表示你心中的影像已經被治癒了。

最困擾你的問題改變：當影像被療癒時，你通常也會開始看見其他困擾自己的問題出現變化。不過，有些問題只有一個相關影像，有些問題卻可能有很多個。如果在做完處理某個影像的療癒密碼之後，最困擾你的問題仍未改變，別灰心，繼續進行這個處理影像的過程，只要是在免疫系統治療問題的能力範圍內，療癒就一定會發生。

當我們在研討會現場操作療癒密碼時，不斷有人說，他們在一個六分鐘的療程內就覺得有所不同了。然而，像癌症這種問題顯然需要許多次六分鐘療程。因此，當我們說「六分鐘療癒任何問題」時，意思比較像是「攝取維生素C能治療感冒，增強免疫力」——大家都知道這句話不是在說「攝取一次維生素C就永遠不會感冒」，而是「如果持續攝取維生素C，便可能降低感冒與罹患其他疾病的頻率」。療癒密碼的功能就像這樣，必須持之以恆才會有效。

如果覺得進步有限，該怎麼辦？

要是你覺得自己已經很努力了，卻仍舊毫無進展，就要把注意力放在問題開始出現，以及生理和非生理症狀開始顯現時的影像。比方說，如果偏頭痛在生理上和情緒上分別讓你疼痛及沮喪，就聚焦在疼痛和沮喪開始時的影像。

如果分別操作了五次萬用療癒密碼之後，依然感覺不到痛苦程度有減輕的跡象，就再尋找另一個影像。此影像可能介於最早期的影像與當下的影像之間，也可能是你當下這一個。請處理強度最大的影像，而非最早期的影像。

你也可以試著回到問題開始前不久的某段時光（最早到兩年前），有時你會在那個時期發現打擊、創傷或造成強烈情緒反應的事件。把焦點放在那件事情上，直到它的相關情緒與信念被療癒爲止。

如果依然感覺不到情況有任何改變，那就可能是因爲當下問題的根源處還綁了另一個問題。請繼續處理最困擾你的問題與領域，直到問題瓦解爲止（我們會在下一章提供你一項工具，幫助你準確找出自己的問題所在，尤其當你覺得自己毫無進展時更是有用。有些我們以爲是眞正問題的事物，往往不在問題的核心）。

要是做完療癒密碼之後感覺更糟呢？

治療之後產生不舒服的反應，其機率大概是百分之十。這種情形並非只有使用療癒密碼才會發生，而是在醫學界廣爲人知的現象，叫作「雅赫氏反應」，我們則稱爲療癒反應，因爲這是你正在療癒的證據，表示毒素與負面情緒可能正慢慢離開你的生理系統。

當造成問題的破壞性細胞記憶與不健康的信念被療癒時，由這個問題引起的體內壓力也將減輕，此時，神經免疫系統會開始療癒身體的生理機能。在這個過程中，毒素、病毒和細菌通常會開始離開你的身體，而當這種現象發生時，在排完毒之前，有時你會感覺更糟。使用過排毒療法的人應該都認得這種症狀，而喝大量的水可以加快身體排毒的速度。

重要的是，請你記住：**這種感覺本身並不是問題，反而表示你的問題正在痊癒**！這是你在生理上所能遇到最棒的事之一，但過程可能不大舒服。我們的病人最常提到的療癒反應包括頭痛、疲勞，以及感覺自己正試著治療的問題反而惡化了。這種現象並無規則可循，但一般而言，若體內或心裡的垃圾愈多，必須排除的垃圾量就愈大。另外，療癒反應通常也會伴隨著情緒問題。

療癒反應是很自然的事。我們常常覺得流行性感冒就是發燒、畏寒、喉嚨痛等症狀，但這些根本不是流行性感冒，而是身體與免疫系統的療癒反應，表示人體正試著消滅威脅健康的病毒——這個病毒才是流行性感冒。當身體開始採取行動去治療破壞性影像及其造成的生理壓力時，如果出現療癒反應，不必驚慌。

療癒反應就是事情有進展的證明，等有害物質清除完畢就會停止了。

如果出現療癒反應，還要繼續做療癒密碼嗎？

是的。如果出現療癒反應，還是要繼續做療癒密碼，但要把重點轉移到緩解療癒反應所造成的不適。

不過，**假如出現你認爲可能是疾病或受傷的症狀，當然就要尋求適當的醫療協助。**根據哈里斯博士的說法，能量醫學是史上唯一一個從未出現過證實有害案例的健康領域。這更進一步證明了，有些人會出現療癒反應，代表身體正在痊癒，是個好現象，而不是他們的問題所導致的症狀。

當療癒發生時，通常也會出現情緒起伏不定的反應。有時你可能覺得「太神奇了」或「我已經好幾年沒有感覺這麼好過了」，隔天卻又回復療癒開始前的感受。這很正常。過程中盡量不要失去耐性，該花多少時間就讓它花多少時間，要記住：你很可能正在療癒囤積了數十年的垃圾。

比方說，有兩位中年男性被偏頭痛折磨了十五年左右，其中一位的頭痛問題在一週內就痊癒了，此後從未復發，另一位則花了一年才痊癒。爲什麼同樣的問題所花的時間卻差這麼多？因爲**兩人的問題並不相同，相同的只是症狀**！療癒密碼治療的是問題的心靈根源，而這個根源永遠是破壞性細胞記憶/影像和不健康的信念，而不是生理症狀、疾病或病痛。這兩位男士的症狀雖然相同，但問題的源頭（破壞性影像）卻相去甚遠。

我該停藥嗎？藥物會干擾療癒密碼嗎？

當然不行！療癒密碼並無意取代你正在接受的治療，請將它作爲輔助其他療法之用。我們已經證實，無論是否同時採用其他的方法處理問題，療癒密碼都一樣有效。**在未諮詢醫療照護專業人士的情況下，切勿貿然停藥。**

我該放棄主流醫學的療法，只做療癒密碼嗎？

絕對不行！療癒密碼是一種補充療法，可以和主流醫學療法同時進行。我們認為你應該盡可能採用各種不同的方法來療癒。在未諮詢醫療照護專業人士的情況下，切勿放棄或中斷醫療。

我怎麼知道療癒密碼是否有效？

你可能會注意到一種更深層的平靜與放鬆；你可能會注意到原本棘手的問題再也不困難了；又或者，你可能感受不到任何改變。想要觀察自己的變化，最好的方式是持續爲自己找到的記憶評分，記錄其強度。如果分數逐漸下降，就表示療癒密碼肯定有用。

你可以自行製作追蹤變化的表格：第一欄是日期，第二欄是最困擾你的問題，第三欄是與最困擾你的問題有類似感覺的最早期記憶，第四欄是你爲伴隨著該記憶的感覺所評定的分數（零到十，分別記錄操作療癒密碼前後的痛苦程度），第五欄則塡上與該記憶相關的感覺與錯誤信念（如憤怒、內疚、沮喪、沒有人愛我等等）。

多久才會有效果？

療癒所需的時間完全因人而異，因爲看似相同的問題（恐懼、頭痛等），在不同人身上卻可能是由各種不同類型的破壞性記憶影像所引起的，如之前提到的那兩位有偏頭痛的男士。

正在操作療癒密碼時被打斷了該怎麼辦？

如果只被打斷一次，可以從之前中斷的地方繼續做下去；如果被打斷兩次，就重頭開始。

做療癒密碼時要多久看一次時鐘？

在用來操作療癒密碼的時間內（至少六分鐘），試著平均分配每個手勢的時間，但不要因時鐘而分神。最重要的是你想療癒的意念，以及這份意念如何影響你的破壞性記憶影像。假如你依照建議採用「聚焦眞相敘述句」，可先計算唸這個句子多少次需要三十秒，再把它當作你的「三十秒計時器」。比方說，你三十秒內可以唸兩次你所採用的聚焦眞相敘述句，

做了療癒密碼之後，他們看事情的角度已有所不同。當破壞性記憶影像改變時，用來看世界的鏡片也會跟著改變。

比方說，還記得第五章提到的強暴受害者嗎？做療癒密碼之前，在被問到對強暴犯有何想法時，她答道：「我眞想拿一把霰彈槍轟掉他的腦袋！」而連續操作療癒密碼幾天之後，情況就改變了。她說當她想到那個強暴她的人時，覺得憐憫、同情，終於可以原諒對方了。她心中的影像已經改變，不久之後，她的問題也被療癒了。

我如何利用生命中有過的正面經驗？

做療癒密碼時，試著專注在「愛的影像」上。回想生命中那些愛你的人，藉此找出所謂「愛的影像」。那些人可能存在過去或現在，可能是家人、朋友，甚至是你百般疼愛的寵物。我們鼓勵你把上帝、耶穌或任何你相信的更高力量也加入名單之中，想像自己被「愛的名單」上那些人包圍著、愛著——而且你正在想像的是千眞萬確的事實。一次想像一個人或一整組人，放輕鬆，享受他們的愛觸動你心的感覺。

假如連一張愛的影像都找不到，就改爲想像你希望別人怎麼愛你。請注意，有些人對應該愛他們卻沒有明確表達這份愛的人會產生負面影像，就別把那些人列在名單裡了，因爲可能會妨礙療癒。有些人的愛會溫暖你的心，名單上只放這樣的人就好。

療癒密碼可能對我造成任何傷害嗎？

在此重申國際知名另類醫學專家哈里斯博士的話：「能量醫學是史上唯一一個從未出現過證實有害案例的健康領域。」至今已有許多人使用療癒密碼，但從未聽說有哪個人受到傷害。

療癒密碼和其他的自然療法類似嗎？

即使療癒密碼可能看似你之前聽過或做過的事，卻是個截然不同的系統。療癒密碼並非以中醫、脈輪或針灸系統爲基礎，雖然它處理的很明顯是人的整個能量系統及其他的一切，但療癒密碼的理論與操作方式卻僅爲這個系統所獨有。

要是早期的影像我一個也不記得，該怎麼辦？

你不見得會知道自己正在處理哪個影像，但你的心一定明白。心會自動連結與你的問題有關的每個影像，即使無法察覺到是哪些，但你通常會感覺到某些影像正在被療癒。

要是早年的事我一件也不記得，該怎麼辦？

有時候，人會因爲受過創傷而心生障礙。無論年齡多寡，只要是會讓人心緒不寧的事，就是創傷。有時某個記憶會在做過幾次療癒密碼後浮現，但既然療癒密碼是在潛意識層次發揮作用，因此也不是非記得那個影像不可。

父母從未虧待我，他們怎麼可能跟這個問題有關？

親子關係融洽是很棒的一件事，不過，潛意識對事件的詮釋方式有時與意識不同。因此，對你的「成人我」而言，你所記得的某個影像可能看起來沒什麼大不了，但對五歲時的你來說可是一件驚天動地的大事。想想第五章提過的冰棒故事！

這對我的頭痛（或其他生理問題）有何幫助？

如果你的問題是頭痛，就必須處理心中與頭痛有關的影像。當那個影像被療癒時，壓力也會自體內排除；而身體機能恢復正常之後，頭痛情形通常就會改善（記住，療癒密碼只處理破壞性影像，並不處理頭痛或其他任何生理問題）。

根本沒用。我的頭痛問題解決了，但癌症還在。

記住，我們只處理影像。我很高興你的頭痛消失了，希望不久之後你的癌症也會痊癒。但我們只處理心的影像。我們希望你對頭痛消失這件事可以心懷感激，然後繼續做療癒密碼，以清除體內壓力。這能釋放你的身體，讓它利用自己的能量來治癒癌症。

假如我一天只做兩次療癒密碼，而不像你們說的最好一天三次，還是會有效果嗎？

療癒密碼一定會有效，只不過花的時間愈少，效果愈慢顯現罷了。

要是漏掉一天沒做呢？

請盡可能天天做，因爲持之以恆對療癒過程非常重要。如果漏掉一天，隔天再繼續做也無妨，但請試著每天都做這件事，總是會產生療癒效果的。

假如療癒密碼不再有效，該怎麼辦？

我們的經驗是，療癒密碼永遠都有效。也許有些時候你並不覺得有任何變化，或者改變的速度不如預期，但「感覺」並不等於「療癒」。事實上，我們有許多見證者是在最後一次做療癒密碼的幾週或幾個月後才痊癒的。

療癒有時難以察覺，有時顯而易見

如果按照以上所有建議去操作，也老老實實地一天至少做三次療癒密碼，卻感覺不到自己的重要問題有絲毫正在療癒的跡象，你可能會納悶到底是怎麼回事。

若想了解原因，首先要問問你自己的心。你必須誠實面對自己，判斷自己是否正經歷之前提到的意識衝突。這是療癒進展變慢最主要的原因。

意識衝突的範圍很廣，從危險的有害行爲到飲食不均衡，也可能是別人正在對你做某件事，而你選擇安於現狀，例如忍受親密關係中的虐待。當你不斷製造更多需要被治癒的破壞性影像與壓力時，就會拖慢療癒速度。

生活中是否有哪個元素和你自己的價值觀相互牴觸？是人就免不了有意識衝突，但我們發現，只要往前邁一步，試著去過你認爲對的生活，即使只是一小步，通常就能消除讓療癒速度變慢的意識衝突。如果療癒密碼無法讓你得到想要的結果，請找找看是否有意識衝突的情形，並讓此事成爲療癒密碼處理的第一個問題。

第二個要確認的面向是操作療癒密碼的方法：你挑選的時間和地點是否安靜、寧靜？你是否全神貫注於平靜、正面的想法或影像，例如聚焦眞相敘述句或愛的影像？你有沒有做足合乎最低要求的時間和次數？是否每天持之以恆地做？

許多療癒密碼見證者的生理與情緒問題都快速改善、突然改變，有時甚至出現奇蹟般的結果。大多數會花時間寫信給我們的人，都是因爲他們很激動、很感激短時間內發生在他們身上的事。提到自己進步緩慢的信件數量相對少很多，但確實也有這樣的案例。

爲什麼不是每個人都經歷奇蹟般的療癒？其實應該這麼問：爲什麼有人可以經歷奇蹟般的療癒？療癒密碼並不針對生理問題，甚至也不直接處理情緒問題，它唯一的目標是治療心病，而心病可歸納爲十二種心靈問題，下一章會有更詳盡的討論。看到這些心靈問題被療癒時，其他許多生理和情緒問題也一併解決，仍然讓我們驚喜不已。

前面提到的那兩位有偏頭痛問題的男士，是說明療癒的差異性最好的例子。其中一位的偏頭痛在一週內消失無蹤，另一位的偏頭痛則持續了一年。兩者的差別在於：第二位男士有許多與偏頭痛息息相關的潛意識問題與錯誤信念，而第一位只有少數幾個問題與偏頭痛直接相關。**生理問題是潛在心靈問題的症狀**，而不是眞正的問題。

做療癒密碼時，只要追蹤自己對某個問題或記憶感到痛苦的程度降低多少，即可得知正在產生效果。我的許多病人注意到自己對他人和生活整體的態度出現細微卻深刻的變化：塞車時變得比較不容易生氣，不會因爲某些人事物而煩心，覺也睡得更安穩了。這些改變緩慢地發生，讓人覺得一切如常，且自然而然（它們也確實是如此），以致於你幾乎不記得從前這些事多讓你心力交瘁。負面事物消失時，你不見得會注意到，除非有另一件事讓人聯想到這件事。當你需要看到自己有所進步時，注意這些細微的變化將令你精神爲之一振。

有個病人告訴我們：「我使用療癒密碼至今已經兩年多，不能說所有的問題都解決了，但我生命中的每個領域幾乎都出現了療癒現象：生理、情緒、心靈、人際關係、事業等。做療癒密碼之後不久，我通常就會完全忘記困擾我的問題是什麼，即使它原本是個痛苦程度達九分或十分的問題！療癒有時難以察覺，有時顯而易見，但影響總是很深刻。」

使用萬用療癒密碼應該可以開始療癒你生命中的種種問題，無論是生理、人際關係，或是與成功、表現有關的問題。下一章將介紹一項工具，它能幫助你準確地找出你的心病所在，大幅提升療癒效果。

第十一章 利用心病探測器找出問題所在

你現在應該已經知道，許多正在困擾你的問題，其根源都在細胞記憶，而細胞記憶存在意識底下。療癒密碼能發現這些問題，但如果你可以明確指出目前有哪些問題，就能加快療癒的速度。

我花了十六年時間，與一組專家團隊共同研發出一項我稱爲「心病探測器」的工具。這是同類型工具中唯一能發現心病的評估方式，而你現在已經知道，這些心病就是你遭遇到的所有問題的根源。我的博士班課程有一部分的重點放在心理測驗與測驗編製，憑藉著這樣的知識，我和團隊成員一起創造了「心病探測器」這個程式，目的是準確找出察覺不到的心靈問題。此程式已有中文版（http://thehealingcodes.com/heart-taiwan），你可以上這個網站依照操作指示回答一些問題，之後會立刻獲得一份十到十五頁與你的問題有關的個人化報告。

我們發現，生命中會出現的問題可以歸納爲十二個領域，而你的問題可能落在其中一個（或幾個）。心病探測器會讓你知道你在十二個領域的測驗結果各是什麼。等一下我們會詳細說明這十二個領域，然後再教你如何使用療癒密碼與心病探測器來療癒生命中任何方面的問題，而且就從此刻開始。

心病探測器所評估的十二個領域如下：

領域一：無法原諒
領域二：有害行爲
領域三：錯誤信念
領域四：愛 vs. 自私
領域五：喜悅 vs. 悲傷／憂鬱
領域六：平靜 vs. 焦慮／恐懼
領域七：耐心 vs. 憤怒／挫折／不耐煩
領域八：仁慈 vs. 拒絕／嚴苛
領域九：美好 vs. 不夠好
領域十：信任 vs. 控制
領域十一：謙卑 vs. 病態的驕傲／傲慢／形象控制

領域十二：自我控制vs.失去控制

現在讓我們很快地看一下這些領域，了解它們對於療癒問題根源何以如此重要。此外，你可以在十二領域各自的說明文字中找到該領域的「聚焦眞相敘述句」範例。這些範例只是建議的句型，你可以隨意變換，以符合自己的狀況。重點是，你所採用的聚焦眞相敘述句必須是你發自內心相信的才行。

三個抑制因子

我們將前三個領域稱爲「抑制因子」，因爲它們抑制了一切，包括人生、健康與富足。因此，若想永遠、徹底地療癒，就必須殲滅這些抑制因子。殲滅是個很重的字眼，或許從未有人可以眞正殲滅這些問題，不過沒關係，只消除九成左右也很不錯。

領域一：無法原諒

我在世界各地演講多年，從未見過哪個嚴重的健康問題當中沒有「無法原諒」的問題。幾年後，我遇到了巡迴世界各地、以「癌症」爲主題發表演講的班，他也說從未見過哪位癌症患者沒有「無法原諒」的問題！

無法原諒被排在第一個，因爲它可能是最關鍵的。我們的經驗是，只要另外十一個領域有任何一個出問題的人，幾乎一定也有相關的無法原諒的問題，不過這些人通常不會承認，或者會說自己在幾年前接受心理諮商之後已經克服了這個問題，或已經用某種方法讓這種情緒淡去。

無法原諒通常會顯現爲某種形式的憤怒、惱怒或不願與某人共處。無論給這種情緒什麼樣的稱呼，它都會讓你非常痛苦。因此，如果你以爲自己並沒有無法原諒的問題，請捫心自問：「一想到誰我就覺得生氣、難過或害怕？」通常你會在這些情緒的底層發現「無法原諒」這個問題。

許多人即使察覺自己有無法原諒的問題，卻不願釋放這種情緒，因爲他們覺得原諒等於讓惡人逍遙法外。他們完全誤解了寬恕的內涵。寬恕是一種「開明的利己態度」，能讓人脫離作惡者的掌控。只要一天不肯原諒，就永遠和對方綁在一起，而且這種情形持續愈久，就愈可能和對方一起被拖下懸崖。更何況，就算自己不肯原諒，對方通常也不痛不癢，根本沒把這件事擱在心上。在這種情況下，「無法原諒」的態度除了自己之外，誰也傷不了。因此，我們能爲家人、孩子、朋友或鄰居所做最充滿愛的事，就是原諒他人，停止論斷對方在我們眼中的惡行惡狀。

說雖如此，但確實有許多人花了數十年時間試著原諒，卻力不從心。第五章提到的那位強暴受害者在意識層次上知道「無法原諒」的態度正在損害她的健康，也毀了她的生活，她不能這樣繼續下去，但那樣的情緒依然累積成一座憤怒與恐懼的高山。結果用療癒密碼處理她無法原諒的問題不到十天，就切斷了她與那個強暴犯及強暴事件的連結。

想要過著充滿愛、喜悅與平靜的生活，基礎在於「寬恕」。無法原諒的心情能否被處理好，對療癒與成功至關重要。

以下是這個領域的聚焦眞相敘述句範例：

原諒便是學著用上帝（或任何你相信的更高力量）的眼光看待事物，了解這些事情之所以發生的原因，也明白種種人生經驗終將爲我帶來最美好的結果。

我允許我愛自己、愛上帝、愛他人，也允許我原諒自己、原諒上帝、原諒他人。

現在的我是我自己創造出來的，我將原諒過去，不受過去牽制。

領域二：有害行為

破壞性行爲或許是諮商與心理治療領域最常處理的問題，包括體重問題、節食與運動，以及各種成癮問題。既然行爲是心病造成的結果（還記得祕密七嗎？「當心與腦發生衝突時，獲勝的是心」），因此，行爲也是非常有用的「警報訊號」，可用來確定自己有哪些需要療癒的問題。

其實，許多行爲不好也不壞，會讓行爲變得有害的，不只是做了**什麼**，還有**爲什麼**這麼做。例如，當我下筆寫這個部分時，恰巧遇上我的生日，於是我滿腦子都想著巧克力奶昔。

對我來說，在生日那天喝巧克力奶昔是一種破壞性行爲嗎？當然不是，生日就是要用來慶祝、放鬆的。事實上，在我所有的細胞記憶都在回憶多年來所吃的生日蛋糕、冰淇淋和巧克力的情況下，如果連生日那天都要節制飲食，才會帶給我更大的壓力呢。而事情的另外一面就是我因爲某種破壞性理由才喝巧克力奶昔，例如某天工作不順，因此想用香濃墮落的巧克力奶昔溺死自己的難過情緒，或者即使明知喝巧克力奶昔有害健康，可能會讓我英年早逝，提早告別家人，但我仍舊每天照喝不誤。同樣的行爲，有些時候做起來理由正當，有時卻是出於錯誤的原因。換句話說，同樣的行爲可能有益健康，也可能有害健康。

當然，有些行爲永遠都是錯的，例如強暴、偷竊或虐待兒童。即使這些行爲從來不是個人問題的根源，卻一定是破壞性細胞記憶的徵兆。既然如此，爲什麼還要處理這些行爲？何不專注於潛在的記憶？這正是我們要你在這個領域做的事。察覺自己正在從事破壞性行爲，可能是個警告燈號，表示有需要處理、療癒的細胞記憶。

所有破壞性行爲皆可歸納爲以下兩類：自我保護與自我滿足。婚後的前十二年，當崔西陷入憂鬱情緒時，這兩種事情她都做了。那段期間，她會烤一盤巧克力脆片餅乾，然後把自己鎖在臥房裡，蓋上棉被躲起來吃。那些餅乾是很好的例子，可以用來說明何謂自我滿足行爲，而把自己鎖在房裡則是一種自我保護。這是相當明顯的例子，然而有許多行爲並沒有這麼容易辨識。事實上，很多大家以爲有益健康的行爲，反而是由潛意識的破壞性細胞記憶所引起的。

我們稱自我滿足與自我保護為「有害行為的兩種反應風格」。但反應什麼呢？許多人認為這兩種行為反應的是他們當下的處境：財務困境、人際衝突、事業不順。雖然這些事情確實有可能造成生活壓力，卻不是主要原因。這種破壞性反應是某個細胞記憶被重新啓動所致，而這個細胞記憶帶著與你的人生有關的謊言。以崔西和她的憂鬱症為例，其中含有許多人在並未眞正了解的情況下就相信的常見謊言，例如：「我不夠好」「別人會傷害我」「我的人生毫無希望」「大家都比我優秀」「我無法相信任何人」「唯一能讓我不發瘋的方法，就是完全掌控周遭的一切」。而崔西所下的結論是：她能找到最好的方式，就是躲在房裡保護自己，同時用巧克力脆片餅乾安撫自己。

如果你也有某些破壞性行為，那麼你或許也相信著類似的謊言。但不必灰心，我們相信你手中已經握有解決辦法了。

以下是這個領域的聚焦眞相敘述句範例：

我選擇依據愛與眞相做出反應。

我選擇不執著於操控周遭的一切，並且自由自在地沉浸在愛與喜悅之中。

除非我允許，否則沒有任何事物控制得了我。我選擇無拘無束。

領域三：錯誤信念

史丹佛大學的細胞生物學家立普頓博士曾在研究中提及，壓力是造成疾病與病痛的原因，而引發壓力的，是對自己、對人生、對其他人所抱持的錯誤信念。這些錯誤信念深埋在細胞記憶裡。立普頓博士又說，只要能療癒錯誤的信念，壓力便能消失無蹤，然後人體的免疫系統就可以治癒任何問題，連遺傳性的疾病與病痛都能消除。

一旦療癒錯誤信念，阻礙成功與富足的事物也會被解決。原因何在？因爲壓力使人筋疲力盡、思緒簡化，而且讓人以負面角度看待一切事物。你想想看，在思緒不清、精力全失、什麼都從負面角度思考的情況下，怎麼有辦法成功？而所有負面事物皆源自恐懼。

立普頓博士的研究顯示，錯誤信念會讓人害怕自己不該畏懼的事物。那麼，有哪些事情源自恐懼呢？憤怒、悲傷、沮喪、操縱、欺騙、從古到今世人所犯下的罪行，以及對成功、失敗及其他事物的恐懼。因此，這個領域絕對能改變你的人生。

錯誤的信念包括：「我不值得人愛」「我微不足道」「我有缺陷」「我無可救藥」「我一無是處」「壞事即將發生」「現在勢必有所改變，我心裡才會好過一些」「別人會占我便宜」「我很糟糕」「我不夠好」「我不可饒恕」「有人想傷害我」「我必須控制局面」「不公平」「別人一定要給我正面評價，我才會覺得好過」「我辦不到」「我無能爲力」「別人應該爲我代勞」。

以上的錯誤信念會讓人無法過著自己想要的生活，因此，一旦療癒這些信念，人生將永遠改變，因爲這些錯誤信念會造成壓力，而壓力就是所有問題的根源，包括疾病與病痛、失敗、財務吃緊、人緣不佳等。

現在來看一些正面信念：「我很討人喜歡」「我很重要」「我完整無缺」「我是個有價值的人，無論外在環境如何或其他人怎麼想」「我對未來懷抱無窮希望」「好事將降臨在我身上」「我的未來不受過去牽制」「我自由自在」「我一直都過得很好」「雖然總是在學習、成長、改進，但現在我覺得心滿意足」「我愛每個人」「人各有不同，但大家都很有價值、很重要」「我臣服於愛與眞相，因此將接收到所有的好事」「我能放下控制欲」「我不必試著假裝成另一個人，也會有人愛我」「我相信與自己有關的眞相，也將這眞相實踐在生活中」「我是有能力的」「我能做到」「我不必找人代勞」「我對自己的人生有發言權」。

你寧願抱持哪些信念？你寧願過著什麼樣的生活？沒錯，這就是我們要療癒破壞性信念、灌輸健康信念的原因。我們向你保證，單是做到在這個領域提到的事，你就能從此改頭換面。

以下是這個領域的聚焦眞相敘述句範例：

當我的心療癒時，我正學著相信並感受心中的這些眞相：

我很討人喜歡。我被原諒了。我很重要。未來充滿希望。我可以一直讓自己感到安全、安心。我能享受每一刻。我信任自己和他人。我可以愛現在這樣的我。我有抉擇的能力，也能依據自己的選擇行事。

當我的覺知與理解力擴充的同時，眞相就愈來愈清晰可見。我選擇看見眞相，並依據眞相行事。

我選擇相信心中的眞相。

核心療癒系統

領域四是我們所謂「核心療癒系統」的開端。前三個抑制因子領域是用來清除生命中的垃圾，接下來這九個隸屬核心療癒系統的領域則是要播下日後將長成健康富足人生的種子。

你將在接下來的各個領域中發現正反兩面的問題。每個核心領域都處理一種需要被灌輸的美德，以及一種與這項美德相反、需要改變的破壞性行爲，同時處理負面情緒與錯誤信念。此外，每個核心領域都對應到一個生理系統，而人體主要的系統正好有九個，每個器官、每個腺體、每根骨頭原本就存在這九大生理系統當中。這表示，如果你有某種負面情緒，卻無法找出任何相對應的生理問題，即可前往含有那種負面情緒的核心領域，找出最有可能受到該負面情緒影響的生理系統和器官。反之，如果你只知道整脊治療師說你的腎上腺有問題，就可以去對應到腎上腺的那個領域，找出哪些錯誤信念最有可能正在讓你的人生往不健康的方向發展。

領域四：愛 vs. 自私

愛是核心療癒系統的第一個領域，可能也是最重要的領域。有人問耶穌，有沒有哪件事是一切事物的精髓，他答道：「愛。只要有愛，萬事足矣。」我們相信愛能療癒一切，或許愛也是地球上唯一可以療癒一切的東西。由此可見，這是非常重要的領域。

既然愛是最重要的美德，在更深入討論之前，讓我們先達成共識，確定愛爲何物。這很重要，因爲「愛」這個字似乎用得太浮濫了，例如「我愛巧克力」「我愛這條褲子」「我愛棒球」等等。使用「愛」這個字的時候，通常也指涉了另一個與愛相反的觀念，就是「自私」。愛——眞愛——表示超越自己的需求，渴望去做對別人、對自己最好的事。如果選擇只滿足自己的需求與渴望，卻對他人的利益置之不理，愛便會離你遠去。這是人與動物最大的不同之處，因爲動物只依直覺行事。

「愛」也代表選擇痛苦。只要眞心愛過，就不會懷疑愛也意味著痛苦。然而，愛凌駕痛苦，在任何情況下，愛都會選擇做最好的事。這是否代表我永遠無法滿足自己的需求？當然不是。在對別人付出愛的同時，很難不愛自己。問題是，多數人往往對自己太過執著，或是被自己的破壞性記憶束縛得太厲害，以致於看不見對他人付出愛的機會。

此外，愛與性是兩回事。性不是在**做愛**，而應該是一種慶祝愛的舉動。許多血氣方剛、情欲高漲的青少年在約會時常常說：「如果你眞的愛我，就會……」（而他們的約會對象通常也很容易受騙）。如果他眞的愛她，就絕對不會說這種話。雖然舉青少年的性事爲例，許多成人會覺得很有趣，但我們也經常出於同樣的動機做事，只不過表現出來的是不同的行爲。對於電視、網路、運動、甚至好書的癮頭，都可能成爲愛的替代品，讓人沉溺其中無法自拔，遠離一個人原本應該享有的親密且充滿愛的人際關係。

- 需要灌輸的美德：愛。
- 有害行爲：自私。
- 健康行爲：愛己愛人，唯眞相是求。
- 負面情緒：無法原諒，以及無足輕重與憤憤不平的感覺。
- 正面情緒：寬恕、重要、同情、同理。
- 錯誤信念：我不值得人愛；我微不足道；我有缺陷。
- 轉變的信念：我很討人喜歡；我很重要；我完整無缺。
- 對應的生理系統：腺體/荷爾蒙或內分泌系統。
- 聚焦眞相敘述句範例：

我正學著付出與接受無條件的愛：

關心：願意把注意力放在他人身上。

尊重：覺得沒有必要改變或塑造他人，只是單純地接受他們。

欣賞：對別人原本的模樣心懷感恩、感謝與讚賞。

我允許我愛自己、尊重自己。

愛是世界的光，能驅逐黑暗、揭露眞相。

我們必須擺脫負面思考，並灌輸正面想法，才能過著充滿愛與眞相的生活。

領域五：喜悅vs.悲傷／憂鬱

喜悅通常是最容易用來判斷一個人是否正在對付破壞性心靈問題的指標，也是現代生活中最常僞裝的感覺之一。每個人都希望別人認爲自己過得很好，於是「戴上笑臉」。

當生理或非生理問題顯現時，喜悅會是前幾個消失的感覺。許多人分不清眞正的喜悅與表面的快樂之間的差異。根據我們的經驗，快樂通常受制於環境，如果事事順利，我就感到快樂；倘若事有差錯或不如人意，我就覺得沮喪。喜悅則無論環境是好是壞，都不受影響。

與喜悅這個領域相對應的生理系統是皮膚（外皮系統），這是人體最大的器官。從事諮商與心理治療這麼多年，我很少遇到皮膚沒有出問題的憂鬱症病人。崔西的情況正好可以印證這一點。當她感到憂鬱時，常常會抱怨皮膚有問題，也會不斷去摳手臂上的腫塊。而與班合作之後，有一次我聽到他在演講時說他從未碰到沒有出現皮膚問題的憂鬱症病人，這與我的觀察不謀而合。

- 需要灌輸的美德：喜悅。
- 有害行爲：自私。

・健康行爲：做每件事的動機都是愛與眞相，相信自己有能力開創嶄新的每一天。
・負面情緒：悲傷、沮喪、自卑感、無價值感、覺得自己有缺陷。
・正面情緒：快樂、興奮、興高采烈、自信、堅強、覺得自己很完整、自我價值感。
・錯誤信念：我無可救藥；我一無是處；人生無望。
・轉變的信念：無論外在環境如何，我都是個有價值的人；我對未來懷抱無限希望。
・對應的生理系統：皮膚（外皮系統）。
・聚焦眞相敘述句範例：

在照顧、療癒自己的同時，我也正學著喜歡這樣的自己。每天都是一份禮物，我選擇帶著喜悅與感恩的心情開啓每一份禮物。快樂取決於環境，喜悅則發自內心，不受外在環境左右。我選擇喜悅。我允許自己——（在空格內塡入能帶給你喜悅（而你可能正在拒絕感受這份喜悅）的正面而健康的事物，例如：「放輕鬆而不感到愧疚，享受自己的人生，停止逼迫自己和他人，聽音樂，欣賞歌劇，閱讀好小說，什麼事也不做」之類的）。

這項美德，以及這些負面情緒與錯誤信念，就是療癒密碼在此要處理的事，以消除這個領域裡的壓力與破壞性記憶，並藉由懷抱希望、心懷感恩，相信每天都可能發生奇蹟，來灌輸喜悅的正面能量。

領域六：平靜vs.焦慮／恐懼

在療癒密碼所有的正面面向中，包括寬恕、健康信念、喜悅、愛與平靜等，唯有平靜無法靠意志力產生。平靜是心中有愛的時候自然會呈現的結果。不管心裡是不是這麼想，你都可以刻意表現得充滿喜悅、有耐心、信任他人、自我控制或仁慈。爲什麼要這麼做？因爲在多數的文化中，這些才是可見容於社會的行爲，也就是說，雖然培養這些美德通常是好事，動機卻可能是自私的。另一方面，平靜無法用這種方式培養，它是一項持續且可預測的指標，能看出一個人的本質。你可以選擇表現不同的行爲，但如果出於自私的理由想要操縱內心的平靜程度，即便有可能，恐怕也很難做到。

平靜會被恐懼干擾，而恐懼是所有負面情緒之母。悲傷、不耐煩、不易信任他人、招致反效果的行爲、自我耽溺，這些全都源自恐懼。恐懼是對痛苦的反應，雖然每個人都會經歷痛苦，但有些人選擇愛，有些人卻屈服於恐懼。我們做的任何選擇當然都發自於心，記住，當心與腦發生衝突時，心會勝出——意思就是，即使你在意識層次上的理性選擇是愛，如果潛意識的動機是恐懼，那麼恐懼會獲勝，並奪走你的平靜。而一旦選擇恐懼，也就等於爲負面的感覺、思考模式與行爲開啓了一扇摧毀夢想生活的大門。

我們必須特別強調一點：注意自己的平靜／焦慮警報訊號，對於確認是否有心靈問題正被重新啓動這件事來說非常重要。眞正的平靜甚至比喜悅更不受當下情境影響。

這個觀念該如何實際應用？無論正在處理哪個問題，都要思考不同的變數、角度與做法，而在想像不同可能性的同時，也要監控自己內心的平靜程度。最好的做法通常會讓你覺得最平靜。

遺憾的是，許多人分不清「眞正的平靜」與「屈服於恐懼」兩者之間的差異。假設我大半輩子都覺得自己被迫從事這一行、被迫這樣做事，卻又因爲種種理由，包括財務、人際關係或健康因素等，從未跨出一步，根據自己的感覺行動。現在當我坐下來讀這本書時，我決定用「平靜指標」來檢驗自己要採取的做法。不過，當我想像自己眞正去做夢想了一輩子的事情時，恐懼感卻油然而生，而一旦停止思考這件事，感覺就好多了。這可能會讓我誤以爲這種如釋重負的感覺（因爲改變思考焦點而消除了恐懼）就是眞正的平靜。我之所以想到自己實現了長久以來的夢想卻感到害怕，很可能是因爲我心中的垃圾正在告訴我：「對我來說，那是行不通的」「我不夠好」，或是「就算有人會成功，那個人也不會是我」。

破壞性細胞記憶就是透過這種方式支配我們的生活，因此，了解兩者之間的差異是很重要的。我要做的，就是用療癒密碼處理心中的恐懼，然後用「平靜指標」檢驗。想到實踐自己的夢想卻覺得恐懼，證明我有問題需要療癒。沒有恐懼並不代表平靜，你必須感受到**平靜的存在**。

再詳細說明一下。倘若「平靜指標」顯示心情很平靜，事情就簡單了，通常這表示「放手去做」；如果指標說「不平靜」，那麼你所感受到的情緒往往不是恐懼、憤怒或悲傷，而是通常被人描述為「我就是感到不安」那種感覺。如果你問他們：「你覺得害怕、憤怒或悲傷嗎？」他們的回答會是：「不，我只是感到不安。」這與強烈的負面情緒不同。如果感受到強烈的負面情緒，幾乎可以肯定是有某些跟這個問題相關的心病必須被療癒。

‧需要灌輸的美德：平靜。
‧負面情緒：焦慮、擔憂、恐懼。
‧正面情緒：平靜與恬靜的感覺，一切都很好、凡事都以它該有的樣子呈現那種難以言喻的感受。
‧錯誤信念：壞事即將發生；未來將和過去一模一樣；我過得不好。
‧轉變的信念：好事即將降臨在我身上；我的未來並不受制於過去；我自由自在；我一直過得很好。
‧對應的生理系統：腸胃系統。
‧聚焦真相敘述句範例：

上帝（或任何你相信的更高力量）的愛滋養我、呵護我。
人生是一幅隱形但完美的織錦圖，我置身其中。
我選擇享受當下，深信未來將順其自然地展開。

領域七：耐心vs.憤怒／挫折／不耐煩

這是一個非常重要的領域，因爲這個領域的問題影響到的是免疫系統。

「不耐煩」對一個人的人生有重大影響。有這種情緒證明自己不滿意、不滿足，通常也表示自己正在和別人比較，而這麼做往往會讓人走偏。拿自己和他人比較，會讓人覺得自卑或優越，這兩種心情都很糟糕，不只使人感受到壓力，也可能導致各種健康狀況。想知道自己是否有這方面的問題，參考指標是你有沒有感覺到煩躁、挫折、憤怒或不安。

許多時候，耐心眞的能讓我們知道自己設定的目標是好或壞，說明如下：目標設定錯誤的證據就是憤怒，而憤怒從哪裡來？不耐煩。這是與「耐心」這個領域有關的首要情緒。什麼是好目標，什麼又是壞目標？根植於愛與眞相的就是好目標，而源於自私、憤怒與欺騙的，就是壞目標。

倘若你的目標是以愛與眞相爲基礎，當目標無法達成時，你並不會感到憤怒，因爲你是出於愛與眞相在做這件事。你或許以爲自己的目標是跟愛與眞相有關，但事實並非如此，你訂定目標的基礎反而是自私、恐懼和欺騙。然後，當目標受挫時，你就會生氣。如果這個目標確實著重在愛與眞相，無論如何你都不會被結果影響，因爲愛與眞相和結果無關，重要的是過程，是去做符合眞相的事，是現在就去愛自己和身邊的人。這些都與結果沒有關係。不耐煩及其衍生出的情緒——憤怒——是一項很有用的指標，能讓人一開始就知道自己的目標是否有誤。錯誤的目標受挫時，會讓人覺得生氣或不耐煩。

・需要灌輸的美德：耐心。
・負面情緒：不耐煩、憤怒、挫折、不安全感、渴望愛的替代物。愛的替代物是我們退而求其次的某樣東西，因爲我們不相信自己能獲得目前眞正想要的事物，也就是愛。萬事萬物都可能是愛的替代物，例如讀書、吃冰淇淋等。這些並非壞事，但如果把這些事情當成愛的替代物去做，就是壞事了。
・正面特質：滿足、滿意、安全感、健康的行爲、願意心平氣和地等待好事發生。
・錯誤信念：現在就必須有所改變，我才會覺得好過。
・轉變的信念：即使總是在成長、學習、改進，我現在也覺得十分心滿意足。
・對應的生理系統：免疫系統。
・聚焦眞相敘述句範例：

我選擇感覺平靜、圓滿，無論現況如何，皆善用每分每秒。

我現在就能愛自己，不必等待其他人事物到齊了才愛自己。

我可以完全放鬆，因爲我知道自己現在很安全。

領域八：仁慈vs.拒絕/嚴苛

對多數人而言，「仁慈」可能是最重要的一個領域，尤其是在艱困、受創環境中成長，並有過受虐經驗的人，通常必須花費許多時間處理「仁慈」這件事，因爲這就是「拒絕」所在之處。一個自私的人（也就是屈服於恐懼，而不是選擇愛的人）之所以拒絕或嚴苛地對待他人，可能是出於自己曾有過的痛苦經歷，以及被拒絕的感受。我們認爲，「拒絕」對任何人而言都是生命中最嚴重的問題。人最需要的是愛，而最讓人覺得不被愛或不值得人愛的事物，就是拒絕與可感受到的拒絕。

「被人拒絕」這件事影響最大的人體系統是中樞神經系統。雖然細胞記憶似乎是療癒人體每個細胞的控制機制（參閱第三章），但中樞神經系統才是控制其他各項功能的機制。中樞神經系統的核心由人體最重要的兩個部位組成：大腦與脊髓。它控制了數百萬個訊號，這些訊號有意識或無意識地協調了人體的活動與動作。許多人相信，一旦神經系統死亡，人體也就死了，而能直接療癒中樞神經系統的，就是簡單的仁慈舉動。

- 需要灌輸的美德：仁慈。
- 負面情緒：拒絕、傷害、恐懼（源自傷害與被拒絕的恐懼）
- 正面情緒：全然且無條件地接受自己和他人。
- 錯誤信念：如果別人拒絕我，表示他們在利用我；如果別人覺得我拒絕他們，表示他們太敏感了。

．轉變的信念：我愛每個人；人各有異，但所有人都是重要的、有價值的；我希望能在人際關係中擁有愛與眞相。

．對應的生理系統：中樞神經系統。

．聚焦眞相敘述句範例：

我很親切、仁慈，並幫助他人覺得被愛、被欣賞。

那些對我很嚴苛的人之所以如此，是因爲他們曾遭受這樣的待遇。

我選擇寬恕他們，並帶動仁慈與慈悲的循環。

我選擇透過和善與仁慈的簡單舉動來改變這個世界。

我選擇以仁慈與溫柔對待自己和他人。

領域九：美好vs.不夠好

「美好」對某些人來說，是最困擾他們的領域，尤其是那些曾遭受情緒虐待或抱持完美主義的人。罪惡、恐懼與羞恥感是這個領域的重大問題，這些感覺具有強大的的破壞力，除了造成情緒沮喪之外，還會讓身體承受莫大的壓力。很多有這方面問題的人都是完美主義者，這是個很弔詭的問題，因爲許多飽受完美主義之苦的人其實覺得完美主義很好，是一種值得讚賞的特質，在某些方面類似工作狂。工作狂常因努力工作而贏得讚美，因此很難看出這其實有害健康。

有著完美主義的崔西一直要求自己必須完美無缺或接近完美，才會有人愛她。成長過程中，當她做對某件事情時，就會得到讚美、溫暖與接納，但如果她達不到要求，有時只差那麼一點，就會被嚴厲地批評或責罰。從此以後，崔西一直將「被愛」和「做對事情」聯想在一起。然而，即使最優秀的人也可能常常做錯事，如果每次搞砸時，崔西的價值感就被摧毀，那麼就算在那之前她已經做對了二十件事，也會出現嚴重失衡的情形。這是引發崔西憂鬱症很重要的原因。她過了幾十年力求完美的生活，卻從未眞正抵達完美的境界（雖然很接近了），最後終於轉爲灰心、絕望，以及認爲自己不好的信念，很令人驚訝吧？

崔西是我至今所認識最美好的人之一，而且幾乎每個認識她的人都這麼說。然而，她卻覺得自己很糟糕，而且一輩子都這麼認爲，因爲她的心說她就是這樣的人，這就是她的心的程式。你看，從我們的心發送的訊息甚至不符合眞相，但我們仍舊深信不疑，並根據這些訊息感覺、行動。

與「美好」這個領域對應的人體系統是呼吸系統。當一個人覺得恐懼、罪惡與羞愧時，最常見的生理反應是呼吸困難。我有個病人是這方面最驚人的見證。多年來，雖然她非常注重健康與營養，卻沒辦法深呼吸。然而，她很了解深呼吸對健康非常重要，淺短的呼吸久而久之可能危害健康，因此她想盡辦法讓自己可以深呼吸，卻不見改善。果然呼吸問題出現幾年後，她就被診斷出罹患乳癌。

於是這個病人開始做療癒密碼，處理她認爲自己生命中最嚴重的問題，也就是「美好」

這個領域的問題。第二次做療癒密碼時，她就覺得自己的問題已經完全被治癒了，而在感受到問題痊癒的那一刻，她不由自主地吸了一口又深又長的氣，甚至不必費力就做得到，因爲她的身體不知不覺這麼做。從那一刻起，她再也沒有深呼吸的問題了。這個病人在一個廣播節目上說，她相信她的癌症就是從那時候開始痊癒的。

· 需要灌輸的美德：美好。
· 負面情緒：恐懼、羞恥。
· 正面情緒：感謝、感恩。
· 錯誤信念：我很糟糕或我不夠好；我不可饒恕。
· 轉變的信念：我很好；我値得原諒；我純淨無瑕；我是爲愛而生的。
· 對應的生理系統：呼吸系統。
· 聚焦眞相敘述句範例：

即使他人沒注意到，我仍然因爲自己選擇做對的事而尊重自己。
當我選擇對的事情時，人生很美好，我覺得很安心。
我吸入生命，呼出羞愧。
我吸入光明，呼出恐懼。
我吸入愛，呼出愧疚。

領域十：信任vs.控制

這個領域很重要。少了信任，便無法愛人；少了信任，便永遠有一道自私、保護的藩籬阻止愛的通行。那道讓人想保護自己、無法信任他人的藩籬是什麼？沒錯，就是恐懼。

人一旦因爲恐懼而關閉心門、想保護自己，往往就會採取「控制」這種生活方式，而它幾乎是所有破壞性事物的基礎。無論在人際關係、健康或事業上，極端的控制通常會導向慢性死亡。

我有個病人嚴格控制自己的飲食，因爲她對許多食物過敏，這種情況與她奮戰多年的疾病有關。雖然已經痊癒了，但多年來與疾病對抗的痛苦經歷讓她極度害怕病情復發，而在這件事情上，食物或許是她最容易控制的部分。

心情低落了很長一段時間後，有一天她來找我。我以應用肌肉動力學的方法（一種能發現某件事情是正面或負面的技巧）對她進行檢測之後，建議她吃漢堡。結果她完全嚇壞了。你瞧，生病造成的痛苦帶給她強烈的恐懼，而這份恐懼正在她體內起共鳴，讓她幾乎嚇呆了。她唯一能用來處理這種嚇呆的結果的方法，就是盡可能掌控生活中的一切。我不確定能否再見到她，因爲她很氣我給她這種建議。

隔天她打電話給我，聲音聽起來像個心花怒放的女學生。她說她幾乎從咬下漢堡的第一口開始，就感覺好多了。那麼，她需要每天吃漢堡嗎？我的意思是紅肉有益健康嗎？不是這樣的，但以她的情況來說，無論是生理或非生理因素，或者兩者皆有，她都需要吃漢堡。這麼做果然打破她心裡那道恐懼之牆，此後，她蛻變為一個不同的人。她還是很注重飲食健康，但不是因為心中的恐懼感，而是出於對自己、對眞相的愛。嘴饞的時候，她偶爾也會吃漢堡或冰淇淋，但不會帶來任何壞處。

我最後再舉個例子。你可能還記得前面提過我和崔西結婚前經常在聊天之中尋求共識，也接受過婚前諮商，比較兩人對生活的喜好，以及針對某些狀況的處理態度。所以結婚那天，我眞的認為我和她都已經做好萬全準備了。然而不到一年，我們兩人都想離婚。會發生這種事，最主要的原因或許是我倆對婚姻該是什麼模樣都有個「畫面」，然後往往在無意識之中都想操縱對方，試圖讓自己腦海中的畫面成眞。但因為我們兩人的畫面彼此並不吻合，於是雙方的操縱方式不但無法營造愛與親密感，反而導致憤怒、挫折與誤解，最後變成我不信任她，她也不信任我。為什麼很少有親密關係可以達到自己的期望呢？我相信祕密就在這個領域裡。最近有一項統計數據顯示，離婚人口約占總人口的五成，而另外五成未離婚的人則有許多生活在冷漠、不忠或絕望裡。雖然大家都在追求、也都想擁有眞正充滿愛的親密關係，但在一百對夫妻當中，最多也只有五對左右能營造出這樣的關係，其原因就在信任／控制領域。

了解這一點之後，應該猜得到與這個領域相對應的人體系統是生殖系統。性應該是充滿愛的親密感的極致表現，而充滿愛的親密感要以信任為燃料才能運轉。少了信任，所擁有的只是沒有親密感的性。遺憾的是，這卻是多數人的情況，也解釋了爲什麼有這麼多人因性事苦惱或一直在尋找替代品。不孕或有生育問題的女性也常常爲信任與控制問題所苦，像崔西就曾流產三次，且多年無法成功受孕，但是就在她將控制權移交給上帝那天，她就懷了我們的大兒子。

- 需要灌輸的美德：信任。
- 有害行爲：試圖貶低他人（這是控制欲強的人經常會做的事）。
- 健康行爲：永遠相信愛與眞相，不帶批判。
- 負面情緒：懷疑與批判。
- 正面特質：相信過去，信任現在，冀望未來。
- 錯誤信念：有人會傷害我；我必須掌控局面；不公平。
- 轉變的信念：我臣服於愛與眞相，因此將接收到所有的好事；我能放下控制欲。
- 對應的生理系統：生殖系統。
- 聚焦眞相敘述句範例：

相信能將心中的渴望化爲眞實。我選擇懷抱移山塡海無所不能的信心。

無論發生什麼事，我都擁有處理這件事所需要的智慧與引導。

我相信自己是帶著使命來到這個世界。

上帝（或任何你相信的更高力量）將保我平安，以完成這項使命。

領域十一：謙卑vs.形象控制

謙卑應該是被誤解最深的觀念之一。說到謙卑，通常會想到一個人的頭總是垂得低低的，不敢為自己挺身而出的畫面，但我們認為謙卑絕非如此，而是去相信跟自己有關的真相。謙卑並非自認不如人，認為你比我好、我能力不如你、我無法成功，也不表示沒辦法成為演出者或站在台前的人。謙卑的意思是：我只相信與自己有關的真相——我不比任何人好，也不比任何人差；只要是愛與真相要我做的事，我都能做到。謙卑是相信以下事實：我是有價值的、重要的；我可以在人生中成就大事，無論我需要做的事情是什麼；我並未低人一等，也未高人一等。因此，你應該用愛與真相來接納所有人，這才是謙卑的真義。

「形象就是一切。」這是最近一則廣告的標語。雖然在內心深處，所有人都知道這是謊言，卻有許多人把這句話奉為圭臬。形象控制源自以下信念：「我不好，如果別人了解我，也會得到相同的結論。因此，無論付出什麼代價，我都必須讓人看到一個加工過的我，而不是真正的我。」有些人會被困在這樣的信念裡，經常不擇手段地表現出某種形象，或是讓別人用「對」的方式看待他們。這就叫「操縱」。

由心臟、血液和血管組成的血液循環系統，是最直接被這些掙扎影響的系統。當我們向操縱與形象控制屈服時，將在生理與非生理層次上傷害自己的心。因此，專注自己的心，意味著放棄許多誘人走偏的外在事物。

- 需要灌輸的美德：謙卑。
- 有害行爲：採取任何必要手段，讓別人用特定的眼光看待自己；操縱他人，以獲取自己想要及需要的結果。
- 健康行爲：對他人付出愛，尋求眞相。
- 負面情緒：內疚、羞愧、不當的優越感。
- 正面特質：相信自己與他人眞正的本質；相信與自己有關的眞相，因此能付出愛。
- 錯誤信念：別人一定要對我有好評價，我才會覺得好過。
- 轉變的信念：我不必試著假裝成另一個人，才會有人愛我；我相信與自己有關的眞相，並活出這個眞相。
- 對應的生理系統：血液循環系統。
- 聚焦眞相敘述句範例：

我選擇愛生命、愛自己，不拿自己與他人比較。

我愛別人原本的樣子，他們也會愛原來的我。

勝利不代表一切，無條件的愛才是最珍貴的。

領域十二：自我控制vs.失去控制

或許你正在納悶，這裡的「自我控制」和之前某個領域討論過的控制之惡，兩者是否互相衝突。答案是「沒有」，理由如下。

自我控制是去做自己想做的事，去做可以帶領自己邁向愛、目標、夢想與願景的事，而不是做那些會妨礙自己的目標與夢想、不應該做的事情。

自我控制意味著平衡。一般人認爲的自我控制，例如「我要靠自己的力量出人頭地，我要……」，其實並不算自我控制。更健康的做法是放下控制、心懷信任。不過，有些事情非做不可，有些事卻不能做，關鍵在於：這件事源自何處？如果源頭是正確的，亦即愛、眞相、信任，以及源自這些出處的力量，那麼自我控制很容易做到，而且是自然而然、水到渠成，一點都不麻煩、不累人，感覺這麼做就對了。然而，如果所做的事情是受恐懼所驅動，並且對自己、對世界、對環境懷抱著不符合眞相的想法，那麼想要擁有適度的平衡與自我控制就會是一件極爲困難的事。這就好比推石頭上山，通常到了半山腰，石頭就會滾下山，途中還會碾過自己。我們會覺得很挫折，渾身是血、傷痕累累，此時心中自然會湧現以下想法：「我絕對不要再做這種傻事了！」自我控制意味著平衡，是源自一個充滿愛與信任的地方。

崔西在成長過程中深信「我辦不到，我能力不足」，我則是帶著較多「其他人該爲我效勞」的授權觀念長大的。但這兩種都是癱瘓人心的想法，因此崔西自然而然傾向於成為完美主義者，試圖將每件事做到盡善盡美，以換取他人的愛，即使她並不認為有人會愛她；我則容易變得懶惰，試圖叫人幫我做事。這兩者同樣都是自我控制出了問題。不過，自我控制本身也是個徵兆，可以顯示自己的生活中正在發生些什麼。自我控制源於相信與自己、自己的人生、自己的世界有關的眞相，而且是源自一個充滿愛、喜悅、平靜與眞相的地方。倘若無法均衡地做到自我控制，就表示自己內心懷有恐懼與謊言。

- 需要灌輸的美德：自我控制，保持平衡。
- 有害行為：操縱、欺騙、放棄。
- 健康行為：由愛、眞相與自己的人生使命賦予力量的正面行為。
- 負面情緒：懶惰、授權、無助。
- 正面情緒：對眞正的自己與自己的能力有信心。
- 錯誤信念：我做不到；我能力不足，該由別人代勞；不公平。
- 轉變的信念：我能勝任；我做得到，不必請他人代勞；我對自己的人生有發言權。
- 對應的生理系統：肌肉骨骼系統。
- 聚焦眞相敘述句範例：

我用活力與熱情來享受生命，同時依然能為自己、為別人做出正確的抉擇。

我有能力做自己必須做的任何事，因爲我有上帝（或任何你相信的更高力量）的支持。我過著均衡的生活，藉此在生活的平衡中扮演好自己的角色。

你的身心療癒計畫

既然你已經多少了解療癒密碼系統如何處理心病的生理與非生理症狀，現在讓我們告訴你該如何使用這些資訊，從現在開始療癒自己。

步驟一

我們建議先從使用萬用療癒密碼開始，處理目前最困擾你的問題。請按照第二〇二頁的步驟操作，找出困擾你的事物背後的感覺（恐懼、絕望、憤怒、焦慮、無助等），爲你的問題評分（零到十）。

接著，請回想自己是否在生命中的另一個時刻體驗過同樣的感覺，即使情境大不相同。請根據那個早期記憶困擾你的程度評分。然後開始爲療癒祈禱，禱告詞要包含浮現在你腦海的一個或數個記憶，以及你當下的問題，接著就開始做療癒密碼。

做完之後，重新爲那個記憶評分。就這樣持續處理最早期或最強烈的記憶，直到分數低於一，這表示當你想起那件事情時，覺得平靜無比。接下來繼續處理其他仍然「帶電」的任何記憶，從第二早或第二強烈的記憶開始，直到分數降到零或一。

步驟二

使用心病探測器。這項評估工具的中文版已經上線（http://thehealingcodes.com/heart-taiwan），你可以上網根據指示回答問題，之後會立刻收到一份十到十五頁的個人化評估報告，指出你在前面提到的十二個領域中的分數各是多少。

這份報告將明確指出你在進行這項評估時，心裡有哪些問題。你可以從分數最低的領域開始，尋找任何浮現在腦海的相關記憶與感覺/信念，爲它的強度評分（零到十），然後做療癒密碼，一直處理到這種感覺的痛苦程度降到一以下，方法同步驟一。這很可能是你在步驟一處理的問題的隱藏根源。

處理完心病探測器的評估當中分數最低的領域之後，接著再處理第二低分的領域（或最困擾你的問題，如果還有其他事情浮現的話）。繼續使用心病探測器，直到依照那些分數的指示處理完所有問題。你想使用這項工具多少次都可以，而且我們也建議你這麼做。它不只能讓你隨時知道哪些問題最需要被療癒，也能讓你追蹤自己在不同領域的進步。

步驟三

處理完心病探測器的評估中最低分的領域之後，再從頭到尾處理這一章討論的十二領域，一天一個。這能確保你處理了所有的問題（請記住，問題的根源有百分之九十存在潛意識裡）。你可以終身持續這個「維修」計畫，每當問題出現時，就從步驟一做到步驟三，繼續療癒你的問題源頭。

徹底療癒爲期不遠

現在你手裡握著的這把鑰匙，能開啓我們相信是至今發現最有效的療癒系統。你擁有了對任何人、任何情況都有效的萬用療癒密碼；你取得了心病探測器，引導你評估自己的心靈問題，知道如何安排療癒的優先順序；你也知道了何謂「十二領域」，就可以和療癒密碼搭配運用，處理你的問題的所有生理與非生理根源。

不過，你的療癒尚未完成呢！

療癒密碼與心病探測器處理的，是在細胞層次的壓力根源。另一種日常生活壓力，也就是提到壓力時我們通常最先想到的那種壓力，又該如何處理？你知道的，就是孩子使性子，或遇上塞車，或與別人起爭執時的那種壓力。

我們要再送你另一項工具，這次是用來處理生活中的情境壓力。你將在下一章學到如何扭轉這種日常生活壓力，而且是在短短幾秒鐘之內！

第十二章

十秒鐘解決情境壓力的「立即見效抒壓法」

你肯定曾在電視、網路和店面看過許多推銷讓你增強活力的飲料（及藥丸）的廣告，那些飲料由數種號稱可提升咖啡因作用的維生素和草藥調製而成（它們幾乎都含有咖啡因），保證能讓你維持數小時的活力。但如果細看成分，就會知道它們短時間內或許能解決問題（暫時提振精神），但長久下來將造成更多問題，因爲假如服用過量，就算維生素和草藥也可能引起副作用。

那些飲料和藥丸其實只是徒增體內壓力，因爲身體受到過度刺激，掩蓋了疲勞的感覺，而疲勞是用來提醒人該休息、放鬆，不是要人更亢奮的。此外，那些飲料多半含糖或代糖，而糖類會抑制免疫系統，代糖則可能有害健康。

如果你能得到一樣東西，它增強活力的效果和上述產品類似，甚至更棒，而且不含興奮劑，不必付出代價，不會在興奮劑的效果消退之後「一蹶不振」，也不必擔心副作用，你會怎麼做？如果隨時都可以利用這種「活力增強物」，沒有任何損失，不必大費周章地買東買西，而且只要花幾秒鐘，你覺得如何？

此外，假如除了增強活力之外，這東西還可以減輕負面情緒、消除壓力，而且一切都在十秒鐘之內發生呢？

以上正是「立即見效抒壓法」可以做到的事。任何時候，只要覺得有壓力、只要覺得需要增強活力、只要負面情緒來勢洶洶企圖破壞你的平靜，「就花十秒鐘」。這十秒鐘不是利用刺激物來掩蓋壓力（這麼做只會徒增生理壓力），而是直搗黃龍、消除問題根源。

發現壓力源非常重要，因爲壓力會摧毀身心。我們已經給了你療癒細胞層次壓力的工具，這種壓力通常是在無意識中被重新啓動。但大家都知道還有另一種我們可以清清楚楚察覺到的壓力。現在就讓我們再看一次這種壓力，了解它究竟是什麼、會在何時危害人體，又爲什麼對人體有害。

現代人面對的情境壓力

當某個情境令人心生恐懼或似乎無法承受時，人體便會出現壓力反應，這是一種自然而然、有時也是很適當的反應。壓力對我們來說是必要的，能讓我們奮起迎向人生的挑戰。

當你的心智相信你在情緒上或生理上正面臨險境時，便會產生壓力；當心智相信你沒有能力處理緊急狀況時，也會產生壓力。此時，人體會大量釋放腎上腺素來增強體力，這就是所謂的「戰或逃」反應。

這種腎上腺素增強的狀況是一種生理反應，必須用來從事生理活動，如果沒有藉由戰或逃反應燒盡，腎上腺素便會殘留在體內，造成緊張與情緒困擾。不幸的是，生活在現代社會的人有太多無法抒解的壓力，讓人精神緊繃、心力耗盡，無法在日常生活中達到必要的平衡與清晰的思考力。我們覺得緊繃、易怒、疲憊，卻不明白原因何在。

最理想的狀態是只在出現威脅生命的狀況時才觸發這種壓力反應，以便讓人減少思考、加快反射動作，然後快速回應。但現今引發這種反應的，往往是電話鈴聲、截止日、上司、家人或其他對性命毫無威脅的狀況。在日復一日的生活中，我們不斷被種種需求、期望與無法達成的要求轟炸。大量的腎上腺素湧入體內，卻無法燃燒殆盡，這會使人變得筋疲力盡，免疫系統功能低下，生理、情緒與心靈資源也被大量消耗。這種時候，我們可能會想來一杯活力飲料，但這麼做只是在掩蓋不舒服的感覺，反而爲身體添加更多刺激（壓力）。

每個人的環境與生活方式大異其趣，面對事件或狀況所感受到的壓力程度也不盡相同。讓你的鄰居驚懼到無以復加的事件，你或許並不會有這麼大的反應。即使如此，每個人還是都有自己無法面對、也不喜歡的狀況，這就叫作「情境壓力」。

以下是一些常見的情境壓力成因：

工作問題
財務上的不安全感
害怕失敗或擔心表現不佳
對未來的不確定感
健康問題
家庭問題
人際關係問題
與負面思考的人打交道
抱持負面態度
無力感
自尊低落
失去重要的人事物

壓力大有什麼好擔心的？

如果持續處於壓力之下，長期下來將危害健康與快樂，甚至奪人性命。

雖然前面列出的常見壓力成因可能不夠詳盡，卻也說明了情境壓力無所不在，而且法力無邊到可以影響人際關係、工作，以及淋漓盡致享受生活的能力。高度的壓力讓人容易發火，甚至會遷怒周遭的人事物，常見的兩個結果就是與家人起爭執，以及在路上發飆。當壓力讓人無法清楚思考時，做事效率會降低，犯錯機率增加，這樣只會提高痛苦指數。久而久之，壓力會累積到破壞免疫系統的程度，使人更容易生病。

當**情境壓力**隨著時間逐漸累積時，將導致**生理壓力**。本書第一部已經提過，引發所有疾病與病痛的，幾乎都是這種生理壓力。它會關閉細胞的重要功能，因而逐漸損害身體健康。就像前面說過的，戰或逃是發生緊急狀況時救人一命的必要反應，但這種生理警報狀態不該持續超過必要時間。問題是，現代人卻長期處於戰或逃狀態中，當這種情況發生時，將造成一個無法避免的結果：最後某樣東西會斷裂，並以症狀的形式顯現；而當幾個症狀同時出現時，我們便稱爲疾病。

未抒解的壓力是問題所在

之前提過當代首席過敏症專科醫師瑞普博士的「壓力桶」理論：只要壓力桶未滿，即使新的壓力因子進入生活中或體內，我們還是能有效處理，不讓壓力造成負面影響；一旦壓力桶滿到溢出來，身體最脆弱的區域就會以某種方式發生故障。過敏或疾病只不過是某個脆弱區在壓力的逼迫下損壞的狀況。

雷．哥堡博士在他的著作《任何健康難題的單一成因與療法》（*The Single Cause and Cure for Any Health Challenge*）中提到一項引人注目的研究，探討的是未抒解的壓力對老鼠的影響：

「當老鼠被放在電網上，並施予輕微的電擊時，只要有充分的時間讓牠們從電擊的壓力中恢復，老鼠便不會受到影響；但如果輕微電擊出現得太過頻繁，老鼠便無法從這種無害的壓力中恢復，而且會在短短數天內死於老化。即使每次的電擊本身並無害，但壓力頻繁出現卻沒有充分的時間復元，所累積的效果將導致身體放棄，然後死亡。」

對人類來說，這項研究的寓意不言而喻：**倘若沒有充分的時間從每次的壓力事件中恢復，則在下個壓力事件來臨前，細胞將維持在關閉狀態，身體就會老化，可能讓人早夭。**

以下是過度的情境壓力所造成的一些常見影響：

失眠
緊張和焦慮
思緒混亂
做事缺乏效率
錯誤增加
易怒
憤怒

輕微憂鬱
高血壓
心血管疾病
心臟疾病
潰瘍
過敏
氣喘
偏頭痛
提早老化

當日常生活中出現這種情境壓力時，就需要一種可以快速抒壓，且不會妨礙原本緊湊行程的簡單方法。

解除情境壓力的工具：立即見效抒壓法

這些年來，已經發展出幾種幫人處理情境壓力的有效工具。有生理方法，例如劇烈有氧運動、深呼吸技巧、能量醫學等，這些方法均已證實能緩解情境壓力。至於管理情境壓力的非生理方法，主要是祈禱和靜心，這兩種方法也被證實有效。而坊間可取得的相關資料，或許有百分之九十九都著重在某項生理或非生理方法，少有兩者合一的情況。

然而，你即將學到的簡單練習，卻結合了所有已經獲得證實的減壓元素（包括生理與非生理），並整合成一個效果顯著的方法，也就是我們所謂的「立即見效抒壓法」，而且整個操作過程只要花十秒鐘！

立即見效抒壓法首度結合了迄今所知最能減輕壓力的生理與非生理方法。在短短十秒鐘之內，你將感覺通體舒暢，彷彿做了三十到六十分鐘的劇烈運動、深呼吸或靜心。

在一天當中，只要感覺自己的能量下降或覺得有壓力，就可隨時使用立即見效抒壓法。它能中斷壓力反應，這樣身體就不會囤積壓力，而是會擺脫壓力，讓你維持平衡。

以下就是立即見效抒壓法的操作步驟，你可以馬上開始做，之後會再解釋費時這麼短又這麼簡單的技巧，效果爲何如此顯著。

立即見效抒壓法的操作步驟

做立即見效抒壓法只要十秒鐘，不過想做更久當然也可以。多數人會在十秒內體驗到效果。我們建議你有需要時就做，一天至少做三次。以下是操作步驟：

一、**先評估壓力**。開始使用立即見效抒壓法前，先專注思考當天或當下你所感受到的整體壓力程度。壓力有多大？多強？對你的感覺影響多大？對你與他人的相處影響多大？對你看待世界的觀點影響多大？你有在身體的任何部位感受到壓力嗎？

請以零到十的量表來評估自己的壓力，零表示毫無壓力，十代表無法承受的壓力。這是個極爲有用的工具，操作立即見效抒壓法的前、後各評估一次壓力程度，可以檢測壓力是否降低，這樣你就知道是否需要再做一遍，好將壓力程度再往下降。操作立即見效抒壓法一小段時間之後，當整體壓力程度開始往下降時，你一定感覺得到。

二、**雙手合掌，擺出任何你覺得舒服的姿勢**。你可以十指交握、採取祈禱姿勢或其他任何姿勢，只要雙手合掌即可。

三、**把注意力放在你想從體內移除的生理、情緒或心靈壓力**。

四、**做十秒鐘的強力呼吸**：

・做快速而有力的「腹式呼吸」。使勁地用嘴吸氣、吐氣。運用橫膈膜，讓吸氣時腹部往外鼓，吐氣時腹部向內縮。若覺得頭有點暈，就降低強度，但呼吸方式維持不變。

・做強力呼吸時，請觀想某件正面的事。你可以想像壓力離開身體，想像某個寧靜的場景，或者想像任何你想要、和壓力相反的事物。比方說，如果你覺得憤怒，可以在腦中想像「耐心」或「平靜」（也可以在腦子裡面說）。這是立即見效抒壓法的「靜心」部分。

我們建議一天做三次立即見效抒壓法。雖然一天只做一次也會有效，但若想快速減輕自己當下的壓力，並降低整體壓力程度，我們強烈建議你一天做三次或四次，甚至更多。畢竟它做一次只花幾秒鐘，卻能帶給你完全不同的感受！

你或許正在納悶，這麼簡單、快速、容易操作的方法爲何可以消除壓力，產生服用藥物或激烈運動許久之後才能達到的效果？接下來就告訴你爲什麼。

立即見效抒壓法之所以有效的原因

呼吸的力量

立即見效抒壓法使用一種稱爲「強力呼吸」的技巧，讓你中斷壓力循環，產生類似同時進行二十分鐘的激烈運動與靜心之後的感覺，而且是在短短幾秒鐘之內。

光是做強力呼吸，或許就會覺得精力充沛、輕鬆舒暢，心情也可能變得更愉快。強力呼吸本身就是個很有效的技巧，也是立即見效抒壓法的效果如此快速、深刻的原因。

強力呼吸處理的是壓力造成的其中一個影響：呼吸短淺。習慣性呼吸短淺是長期壓力常見的徵兆，一開始是因爲某些事件而受驚嚇或心生警覺，最後卻成了一種習慣。長時間呼吸短淺，就像活在一種持續恐懼的狀態中。

知名的身心照護專家蓋伊．漢德瑞克博士在《有意識的呼吸》（*Conscious Breathing*）一書中提到：「當某種情緒讓人非常痛苦時，我們的第一個反應就是停止呼吸。這是一種由神經系統觸發的保護性戰或逃反射動作。之後體內將瞬間湧進大量腎上腺素，而掌控血液循環的交感神經系統也會開始起作用，使心跳加速、呼吸急促。」短而淺的呼吸就是這種反應的殘留物。有些人即使在做不重要的事情時，也會習慣性地屏息。呼吸短淺會降低攝入體內的氧氣量及排出體外的二氧化碳含量，導致細胞層次的壓力。

一天數次專注於呼吸，將使你更能覺察自己的呼吸情形。強力呼吸中的腹式呼吸法能讓身體知道深度而徹底的呼吸是什麼感覺。當你專注於釋放壓力或感受平靜時，會自然而然地深呼吸。持續做立即見效抒壓法，就會開始在兩次操作期間更深度地呼吸。肺部會很喜歡這種深呼吸的感覺，因為這麼做更自然、更健康。立即見效抒壓法應該會逐漸增加你的肺容量，而這是促進健康、甚至可能延長壽命的因素。

早在一九八一年，《科學新聞》期刊便曾報導美國國家老化研究院的一項發現，內容是探討肺功能與長壽之間的關係。一項歷時三十年、參與者多達五千兩百人的臨床研究顯示，肺功能是一個人整體健康狀況與活力的可靠指標，也是測量可能壽命長度的主要方法。

做立即見效抒壓法時，你會更放鬆，而控制或抑制呼吸的肌肉會允許你徹底地吸氣和吐氣——人體的設計原本就是如此。

很快地，你將發現你更能覺察自己何時沒有在深呼吸，而這是一個訊號，表示你正感受到壓力，需要休息片刻，去做立即見效抒壓法。

規律地操作立即見效抒壓法還可以：

刺激心血管系統
增加氧氣攝取量
排除體內的二氧化碳
增進內分泌系統能量，進而刺激免疫系統
改善淋巴系統功能

靜心的效用

立即見效抒壓法也有簡單的「靜心」層面，就是當你專注地觀想壓力離開體內的景象時。結合強力呼吸與專注的意念——專心想像壓力離開身體——是立即見效抒壓法的效果能持續數小時的部分原因。你正在使用呼吸的力量增強意念，將這個意念烙印在身心之中。

許多研究已經證實、也不斷在證實靜心能減輕壓力，促進身心健康，這已是醫學界公認的事實。雖然靜心的過程尚有未解之謎，但研究顯示，靜心可以讓腦波模式進入阿爾法波（Alpha wave）的狀態，也就是一種能促進療癒的放鬆且平靜的意識層次。研究也顯示，規律的靜心通常可以降低血液中荷爾蒙與其他顯示壓力存在的生化複合物的濃度。全球各地有成千上萬名醫生、諮商師與治療師推薦患者使用各種靜心技巧，作爲治療的一部分，也作爲日常練習。

其實，靜心主要被定義爲一種靈性沉思的形式，千百年來都有人使用各種靜心技巧，作爲提升自己靈性意識的媒介。但靜心並不是非得有靈性目的不可，它可以單純用來將腦部從壓力模式切換到平靜模式。立即見效抒壓法納入靜心，引發可以刺激腦部某些區塊的「放鬆反應」，這種反應已經有詳盡的文獻證實。

一項由麻州大學醫學院神經科學家喬．卡巴金博士領導的研究發現，靜心能將腦部活動從感受到壓力時較爲活躍的右額葉皮質，轉移到覺得平靜時較活躍的左額葉皮質。這種移轉能降低由壓力、輕微憂鬱及焦慮引發的負面影響。

英國艾克斯特大學的艾德里安．懷特博士所做的研究也得到類似的結果。他指出，靜心的人腦額葉皮質區的電氣活動會增加，表示他們所感受到的焦慮程度較低，情緒狀態也比較正面。此外，靜心也能降低杏仁核的活動量，而杏仁核是大腦處理壓力的區塊。

換句話說，靜心確實能讓人將注意力從恐懼、焦慮，轉移到平靜。操作立即見效抒壓法，觀想壓力正在離開體內，或是觀想某個平靜的場景時，你就將腦波從壓力模式切換到平靜了。

運用雙手的能量醫學

之前在萬用療癒密碼的章節裡提過，我們的手具有療癒力，所以雙手合掌時，就是在利用手的能量排解壓力。這是個非常簡單卻很有效的技巧，能降低整體壓力。

立即見效抒壓法與療癒密碼共同發揮作用

有些壓力情境錯綜複雜，會引發諸多負面情緒，即使做立即見效抒壓法也只能暫時抒解壓力，此時就需要療癒密碼直抵引發這類情境反應的細胞記憶與錯誤信念。

同樣地，有時療癒密碼並無法抒解日常生活中隨時隨地出現的壓力，這種可以被察覺到的壓力、甚至恐懼，是療癒密碼比較難處理的，因爲處在這種壓力之下，我們比較不容易放鬆，所以療癒密碼較難發揮作用。等到我們運用立即見效抒壓法消除了情境壓力，也清除心中的抗拒之後，似乎才會有餘力操作療癒密碼。使用立即見效抒壓法時，幾乎做什麼事都會比較容易。只要短短十秒鐘，就能消除大部分對療癒的抗拒。

只要不必同時對抗情境壓力，療癒密碼便能更快速、更有效地發揮作用。換句話說，療癒密碼和立即見效抒壓法所做的是相異卻互補的兩件事。若想達到最佳健康狀態，兩者缺一不可。

我們建議你一天做三次萬用療癒密碼，每次十秒鐘的立即見效抒壓法也是，那麼一天所花的時間累計起來是十八分鐘半。小小的投資，卻能在健康、人際關係和成功等方面創造大大的效果。

你現在有了處理細胞壓力的工具，也有了處理情境壓力的工具。雖然這些工具很棒，對消除壓力源也非常有用，但我們相信，想要過著平衡而健康的生活，還有其他要素。

你也能擁有平衡而幸福的生活

接下來，我們想針對如何過著身心靈都健康圓滿的平衡生活提供一些建議：

一、**靈性**：健康生活第一個、也是最重要的構成要素，就是培養個人與上帝（或任何你相信的更高力量）的關係。事實上，我們認為即使療癒了自己的生命，卻沒有與造物者培養一段充滿愛的關係，還是永遠無法得到自己最需要的事物，也就是無條件的愛。因此，我們鼓勵你在追求其他事物之前，先尋求上帝與上帝豐沛的愛。療癒密碼可以在生理上與情緒上治療你，能幫助你在這一生變得更成功，卻無法為你創造永恆的命運，但這件事的重要性卻勝過一切。因此我們強烈建議你別忽略這個步驟。

二、**生活方式**：除了做療癒密碼和立即見效抒壓法之外，還必須培養有益健康的生活方式。許多有助於維持健康與療癒的方法已經是常識了，包括食用營養豐富的食物、減少攝取不健康的食物、飲用大量純淨的水、呼吸新鮮空氣、攝取維生素和礦物質、常運動、多休息、與自己所愛的人共處等等。假如忽視這些因素，絕對無法過著平衡、健康的生活。

處在壓力之下，水合作用和呼吸都會受到影響。脫水是造成生理壓力最常見的生理因素，隨之而來的是供氧不足。只要一天飲用六到八杯水，加上徹底的深呼吸，就能提高記憶力與活力，減輕疲勞和一般的疼痛情形。這些事對健康與療癒非常重要。經常練習立即見效抒壓法中的強力呼吸，將提高血液中的含氧量。

三、**意識衝突**：就像前面提過的，假如一直在做某件你自己並不相信的事，就會產生意識衝突。研究人員發現，這是療癒進展變慢最主要的原因，因爲意識衝突會持續製造壓力。如果立即見效抒壓法或療癒密碼無法讓你得到自己想要的結果，就請捫心自問是否有意識衝突的情形。一察覺到有問題，就要立刻處理，讓療癒密碼專注處理這個問題。

四、**自我對話**：我們稱自我對話爲「栽種腐爛的種子」。臨床心理學家尼爾．華倫醫師在他的著作《尋找一生摯愛》（*Finding the Love of Your Life*）中引用研究資料指出，一般人每分鐘自我對話的字數多達一千三百字，這些自我對話的文字一筆一畫在心裡描繪了影像。這些想法是我們栽種在心中的種子，也會在那裡生長、結果。

如果在做療癒密碼或立即見效抒壓法的同時，還不斷地栽種新的破壞性影像與信念，顯然就是在「裝滿壓力桶」、抵銷療癒效果。請你有意識地思考，並專注於以下三件事：一是眞相，二是對自己和他人的愛與尊重，三是其他有益處、有療癒性的事物。想一想，今天栽種的種子長大、結果後，你會喜歡嗎？如果不喜歡，那麼現在就開始改種好的種子，因爲這對長期的成功極爲重要！

我和班希望看見療癒普及到全世界，這是我們寫這本書的原因。所以，如果萬用療癒密碼和立即見效抒壓法幫助了你，請告訴其他人。請幫助我們將療癒散播到全世界！

The Eurasian Publishing Group
圓神出版事業機構
用心與你對話・視野無限寬廣
方智出版社
Fine Press

http://www.booklife.com.tw inquiries@mail.eurasian.com.tw

方智好讀 014

療癒密碼——探萬病之源，見證遍布五大洲的自癒療法

作　　者／亞歷山大・洛伊德（Alexander Loyd）、班・強生（Ben Johnson）
譯　　者／張琇雲
發 行 人／簡志忠
出 版 者／方智出版社股份有限公司
地　　址／台北市南京東路四段50號6樓之1
電　　話／（02）2579-6600・2579-8800・2570-3939
傳　　真／（02）2579-0338・2577-3220・2570-3636
郵撥帳號／ 13633081　方智出版社股份有限公司
總 編 輯／陳秋月
資深主編／賴良珠
責任編輯／黃淑雲
美術編輯／金益健
行銷企畫／吳幸芳・施伊姿
印務統籌／林永潔
監　　印／高榮祥
校　　對／溫芳蘭
排　　版／陳采淇
經 銷 商／叩應股份有限公司
法律顧問／圓神出版事業機構法律顧問　蕭雄淋律師
印　　刷／祥峰印刷廠
2012年6月　初版

The Healing Code: 6 Minutes to Heal the Source of Your Health, Success, or Relationship Issue

本書內容除非另有說明，否則均根據作者執行的研究結果。出版社、作者、經銷商與書店公布書中資訊，純粹以教育用途為念。書中資訊並無意提供醫療、整脊或心理疾病等之診斷或處方，亦未宣稱能預防、處理、減緩或治療這類疾病；未推薦特定資訊、產品或服務作為治病療法；未提供個人診斷、照護、治療或復健之建議；未應用醫療、心理健康或人類發展原則，以為任何人類疾病、疼痛、損傷、殘缺或生理疾病，提供診斷、治療、操作或處方。本書所涵蓋的資訊並無意取代與醫師或合格健康照護專業人士一對一之診療關係，因此讀者不該將本書資訊視為醫療建議，而應視為作者經過研究與親身經歷之後，與眾人分享的知識與資訊。使用見證於各領域呈現各式各樣的結果，而且似乎是使用本書資訊、產品或服務的典型反應。使用結果可能受到使用方式與投入程度影響，因人而異。本書資訊僅用於推廣特殊觀點。出版社與作者呼籲讀者在決定本身的健康照護方式時，應根據自己的研究，並與合格健康照護專業人士合作。倘若選擇根據在本書中讀到的資訊而採取任何行動，權責請自負，與旁人無關。

定價 300 元　　ISBN 978-986-175-268-6

你本來就應該得到生命所必須給你的一切美好！
祕密，就是過去、現在和未來的一切解答。

——《The Secret 祕密》

國家圖書館出版品預行編目資料

療癒密碼——探萬病之源，見證遍布五大洲的自癒療法／亞歷山大・洛伊德（Alexander Loyd）、班・強生（Ben Johnson）著；張琇雲譯. -- 初版. -- 臺北市：方智，2012.06
280面；14.8×20.8公分. --（方智好讀；14）
譯自：The healing code : 6 minutes to heal the source of your health, success or relationship issue
ISBN 978-986-175-268-6（平裝）
1.心靈療法 2.心身醫學 3.健康法

418.98　　101006222